KB136144

간호대로 가는 길

스타 직업 멘토 오남경 간호사와 함께 걷는

간호대로 가는 길

2017년 6월 10일 초판 01쇄 발행
2019년 1월 10일 초판 02쇄 발행

지은이	오남경
펴낸이	안호헌
아트디렉터	박신규
디자인	한윤정
교정·교열	김수현

펴낸곳	도서출판 흔들의자	
	출판등록	2011. 10. 14(제311-2011-52호)
	주소	서울 강서구 가로공원로84길 77
	전화	(02)387-2175
	팩스	(02)387-2176
	이메일	rcpbooks@daum.net(편집, 원고 투고)
	블로그	http://blog.naver.com/rcpbooks

ISBN 979-11-86787-06-9 13510
ⓒ 오남경 2017. Printed in Seoul, Korea

* 이 책은 저작권법에 따라 보호받는 저작물이므로 무단 전재 및 무단복제를 금지합니다. 따라서 이 책 내용의
  전부 또는 일부 내용을 재사용하시려면 사용하시기 전에 저작권자와 흔들의자의 서면 동의를 받아야 합니다.
* 책값은 뒤표지에 있습니다.
* 파본이나 잘못된 책은 구입하신 곳에서 교환해 드립니다.
* 이 도서의 국립중앙도서관 출판예정도서목록(CIP)은 서지정보유통지원시스템 홈페이지(http://seoji.nl.go.kr)와
  국가자료공동목록시스템(http://www.nl.go.kr/kolisnet)에서 이용하실 수 있습니다.(CIP제어번호: 2017011090)

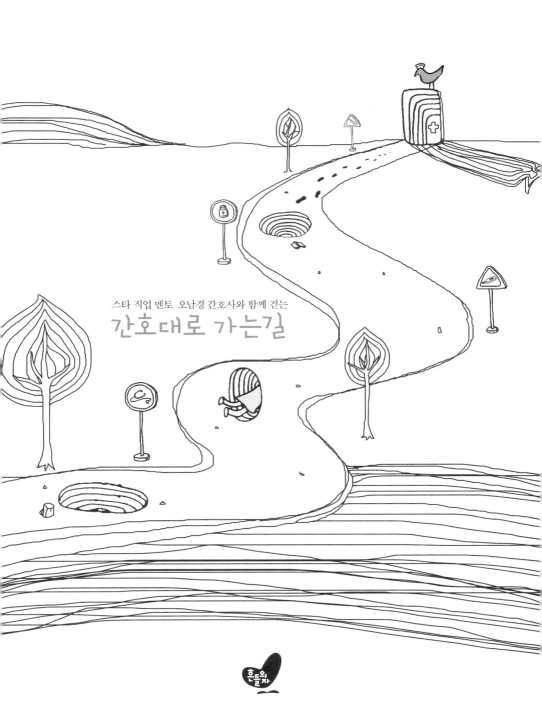

스타 직업 멘토 오남경 간호사와 함께 걷는

간호대로 가는길

흔들의자

미래 백의의
천사들에게

'아픔과 고통을 겪고 있는 환자들에게 꼭 필요한 간호사가 되자!'라는

저만의 간호철학으로 간호사라는 직업을 갖게 된 것에

늘 감사한 마음으로 살아갑니다.

간호사라는 직업을 통해 삶 가운데 행복과 기쁨이

공존하는 시간이 유독 많았었던 지난 14년.

그동안 다양한 파트에서 시간과의 다툼 속에

생사를 오고 가는 수많은 환자분들의 간호를 담당하였고,

온전히 환자분들의 건강 회복, 건강 유지, 건강을 증진시키는

간호전문가로서의 역할을 최선을 다해

충실히 수행해 오고 있습니다.

예전에는 간호사라는 직업이 여성의 전문직종 중의 하나였지만

현대 사회에서는 성별에 상관없이 남성과 여성, 모두 함께

할 수 있는 전문직이며, 생사를 넘나드는 긴박한 현장에서

오직 환자분의 귀한 생명을 살리는 고귀한 직업이라

할 수 있습니다.

간호사라는 직업의 성격이 봉사와 희생,

사명감 정신이 매우 필요한 직종이라 업무를 통해서

충분히 보람과 살아있는 감동을 느낄 수 있으며,

간호사면허증을 무기로 나이가 들어서도

간호사로 일을 할 수가 있습니다.

또한 자신이 원하는 다양한 분야에서 임상(환자를 진료하거나 의학을 연구

하기 위하여 병상에 임하는 일) 간호전문가로서

무궁무진하게 일할 수 있는 장점도 있어

전망 또한 매우 밝습니다.

2016년 교육부에서 본격적으로 자유학기제 제도가 도입되면서

서울과 경기권에 소재한 초, 중, 고등학교에 직업인 멘토 강사로

섭외되어 간호사가 되길 희망하는 많은 학생들을 대상으로

100회 이상 강의를 했습니다.

직업인 멘토 강사로서 그에 걸맞은 지식과 자격, 역량을 갖추고자

간호학 석사학위 공부와 2016년에 처음으로 시행이 된

EBS커리어 진로진학상담사 2급 자격증을 취득하기도 했습니다.

이 책은 현직 간호사가 인생의 선배, 멘토로서

간호사가 되고 싶은 미래 백의의 천사들에게

학교 강의를 통해 학생들이 궁금해 했던 질문들을

Q/A 이야기 형식으로 엮은 것입니다.

멘토와 멘티로 만나면서 학생들에게

간호사 직업에 대한 자세한 정보,

간호사가 되는 경로와 방법,

간호사 직업군에 대한 강의를 해 오면서

학생들이 어떤 것을 궁금해 하는지,

어떤 것을 알려줘야 하는지를

간호사의 길을 먼저 가고 있는 선배로서

더 깊이 있고 자세하게 알려주고 싶었습니다.

모쪼록 이 책이 간호사를 꿈꾸는

예비 나이팅게일들에게 도움이 되길 바랍니다.

오남경

간호사가 되길 희망하는 학생들에게
자신 있게 추천합니다.

지금 우리가 사는 시대는 급격하게 진행되고 있는 고령화와 첨단기술 발전으로 그 어느 때보다 의료 서비스가 중요하게 부상하고 있습니다. 이미 잘 알고 있는 바와 같이 의료서비스 현장에는 의사와 간호사는 물론 많은 직종들이 협업하여 생명을 구하는 일이 일사분란하게 이루어지고 있습니다.

이 책을 읽어 보면 의료현장에서 그 어떤 직종 보다 중요한 간호사로서 귀한 생명을 돌보며 자신을 잊고 언제나 투철한 사명감을 가지고 환자들의 곁을 묵묵히 지키며. 오직 간호의 길을 열심히 걸어 온 저자 오남경 간호사의 삶이 여실하게 녹아 있음을 알 수 있습니다. 또한 그는 실무 경험을 통해 느낀 현장감 있는 이야기를 통하여 진정한 간호가 무엇인지를 알게 해 주는 것 같습니다. 즉 저자는 한 명의 단순한 직업인으로서 현실에 안주하지 않고 간호사로서의 자부심과 뜨거운 열정을 가슴에 품고 새로운 것에 도전하며 새로운 지식을 탐구하며 삶에 성실한 자세로 임해 오고 있었음을 여실하게 보여주고 있어 감동을 더해주고 있습니다.

이제호
현 차의과대학교 분당차병원 암센터 교수
전 삼성서울병원 산부인과 과장

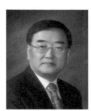

또한 14년이라는 적지 않은 시간 동안 임상 진료 현장에서 축적된 간호사로서의 경험과 실무에 도움이 될 수 있는 이야기들이 책 속에 녹아있어 미래에 간호사가 되길 희망하는 학생들이나 이 분야에 관심이 있는 사람들에게는 좋은 길라잡이가 되어 줄 책이라고 자신 있게 추천하고 싶습니다. 저자가 직접 임상에서 겪은 생생한 간호현장 이야기가 실감 있게 그려져 있기 때문에 간호사가 되기를 준비하며 희망하는 분들에게 이 책이 많은 도움이 되어 줄 것입니다.

특히 고령화 시대에 사는 지금 우리에게 즐거움과 행복 그리고 보람 있는 일들 중에 간호사라는 직업은 그 어떤 직업들 보다 꼭 필요한 직업이라고 생각합니다. 그동안 병원에서는 간호사로서의 역할에 충실하며 틈틈이 시간을 쪼개어 행복을 꿈꾸는 청소년들의 꿈 멘토로서 생생한 경험과 역량이 녹아 있는 이 책을 통해 많이 분들이 희망의 날개를 달고 간호사의 길을 선택하는 데에 있어서 많은 도움이 될 것을 믿어 의심치 않습니다.

그녀는
나이팅게일의 진정한 현신

의료인이란 삶과 죽음의 기로에 선 수많은 환자들을 접하게 되는 직업입니다.
아픈 환자들의 몸을 어루만지며 불안한 그들의 마음을 보듬어야 할
의료인에게 필요한 것은 사명감 그리고 사랑과 헌신의 마음입니다.

그 세 가지 덕목을 수많은 우여곡절 속에서도 올 곧게 간호현장에서
실천해내고 있는 분이 바로 오남경 간호사입니다.

게다가 그녀는 아픈 환자분들에게 전문적이고 실제적인 도움을 드리고자
끊임없이 간호학을 고민하고, 연구하며 주어진 것에 최선을 다하는
전문가의 태도를 잃지 않아 나이팅게일의 진정한 후예로 칭하기에
전혀 부족함이 없습니다.

14년 동안 임상에서 환자 간호를 담당해 온 경험을 바탕으로 집필 된 책인
〈스타 직업 멘토 오남경 간호사와 함께 걷는 간호대로 가는 길〉은
간호사라는 직업을 갖길 희망하는 중 고등학생들의 롤모델이 되어

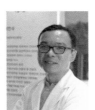

박민수
가정의학과 전문의
현 서울ND의원 원장
서울대학교 의학박사
고려대학교 보건학석사
녹십자헬스케어 고문

그동안 자신이 겪은 생생한 간호의 스토리를 인생의 선배로서,
멘토로서 엮은 길라잡이가 될 것이라 확신합니다.

알파고를 비롯한 인공지능의 발전이 눈부실수록 사람의 따뜻한 손길과
헌신하는 마음이 절실히 필요한 분야가 바로 사람을 케어하는 의료,
그중에서도 간호의 분야가 아닐까 싶습니다.

인생의 커리어를 결정하는 가장 중요한 시기에 있는
모든 사람들에게 이 책을 권합니다.
여러분들의 소중한 앞날에 귀하게 도움이 되시리라 믿고
좋은 일만 가득하시길 진심으로 기원합니다.

간호사란 직업은
소명의식이 필요한 직업

우리는 우리의 미래를 알고 선택할까요?
자신의 미래를 알고 선택하는 사람은 거의 없을 것입니다.
하지만 선택된 결과에 따라 우리의 미래는 많은 차이가 발생되겠죠.

직업도 마찬가지 입니다. 본인의 적성에 따라 선택도 중요할 것이고
앞으로의 전망도 직업선택의 중요한 요소일 것입니다.
직업에 따라 본인에게 펼쳐지는 미래 또한 많은 차이가 예상됩니다.

오남경 선생님의 책
〈스타 직업 멘토 오남경 간호사와 함께 걷는 간호대로 가는 길〉.
이 책을 접하는 분들께 한 말씀 드리고 싶습니다.

간호사의 길을 걷고 있는 선배가 앞으로 후배가 될 사람들에게
최대한 자세하고 상세하게 설명해 주는 이 책을
접한 것은 행운이라고 생각합니다.

박원상
한방재활의학과 전문의
현 재단법인 부천자생한방병원 병원장
경희대학교 한의학 박사

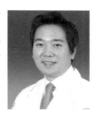

간호사란 직업은 소명의식이 필요한 직업이라고 생각합니다.
단순히 성적에 맞춰 선택하는 것 보다 본인의 분명한 소명의식을 갖고
첫 발을 내딛는 것이 올바르다고 생각합니다.

그러한 면에 있어서 이 책을 접한 것은
본인에게 좋은 경험이 될 것이라고 확신합니다.
미래에 대하여 혼란스러운 청소년기에 직업에 대한 많은 고민과 생각은
절대로 아깝지 않은 시간이 될 것입니다.

독자 분들의 많은 고민과 생각을 응원합니다.
그런 과정을 통해 여러분의 미래는 좀 더 밝은 모습으로 열릴 것입니다.

청소년들의 가슴 뛰는 도전을
응원하며

직장을 갖는 것보다 중요한 것은 직업을 갖는 것입니다. 평생직장 개념이 점점 사라져 가는 현대에서는 어디서 일하는가 보다 어떤 일을 하는가가 더 중요해 졌습니다. 한국직업방송 여성공감직업토크쇼 〈그녀가 돌아왔다〉 프로그램에 빅데이터마케팅 전문가패널로 출연하면서 매주 다양한 직업을 만나고 빅데이터로 분석한 후 직업평가와 전망, 성공전략에 관한 종합평가를 하게 됩니다. 기준이 되는 항목은 직업전문성, 고용의안정성, 보수성, 고용평등, 근무여건 등 다양한 기준을 접하게 되는데 이러한 면에서 간호사라는 직업은 여성에게 가장 최적화된 직업이라는 평가를 해봅니다.

그러한 면에서 간호사라는 직업을 천직으로 여기며, 자신의 삶을 행복하다는 오남경 간호사는 힘들고, 어려운 상황 속에서도 매사 긍정적으로 그 누구보다 더 지혜롭게 본인의 맡은 업무에 뜨거운 열정과 사랑, 소명감으로 아픈 환자분에게 꼭 필요한 일을 담당하고 있는 14년차의 베테랑 간호사 입니다. 그동안 병원 현장에서 다양한 임상 경험을 가지고 생생한 간호 현장의 이야기와 간호사가 되는 방법과 정보를 인생의 선배로서, 멘토로서 질문과 답의 형식으로 엮은 길라잡이 같은 책이라고 봅니다.

오기자
(주)굿커뮤니케이션즈 대표
경기대 사회적경제전문가과정 바이럴마케팅부문 주임교수
한국직업방송 JOB토크 〈그녀가 돌아왔다〉 전문가 패널
2017 마케팅부문 도전 신지식인 대상/2015 신창조경영인대상
〈매출2배 올리는 페이스북 & 카카오스토리마케팅〉,
〈빅데이터전문가 오기자의 사상체질커뮤니케이션〉 저자

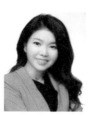

진로를 고민하고, 탐색하고, 진로를 설계하며, 결정하는 가장 중요한 시기에 간호사라는 직업을 희망하며 예비 간호사가 될 희망하는 중, 고등학생들에게 간호사에 대한 직업에 대한 자세한 정보를 나누고자하는 진정성이 담긴 책으로 〈스타 직업 멘토 오남경 간호사와 함께 걷는 간호대로 가는 길〉은 예비 간호사지망생들, 부모님, 진로를 지도하는 진로교사 선생님, 현직 간호사 분들에게도 도움이 되리라 생각됩니다.

100세 시대에 건강은 빼놓을 수 없는 중요한 삶의 화두입니다. 건강과 관련된 다양한 전문성을 겸비한 간호사라는 직업은 수요가 더욱 높아 질것이기 때문에 앞으로 더욱 발전적이고 비전이 있는 이유입니다.

청소년들의 가슴 뛰는 도전을 응원하며, 오남경 간호사의 진정성 있는 비전을 응원합니다.

간호사가 되길 희망하는
백의의 천사들을 위한 예비 지침서

사람은 세상을 살아가는 과정에서 일과 직업을 통해 행복을 얻게 됩니다. 자신이 원했던 진로에 적합한 직에 종사할 때 직업 만족도가 높아지며, 이는 곧 삶의 만족도와 직결되어 행복한 삶을 이루는 토대가 됩니다. 이러한 점에서 직업 생활의 성공은 모두에게 중요한 문제입니다. 그러나 충분한 계획과 준비 없이 진로를 결정하고 직업생활을 시작하여 방황하고 있거나 직업생활을 성공적으로 이끌지 못하는 사람들이 적지 않습니다.

우리나라 청소년의 60%가 무엇을 해야 할지 모른다는 통계가 있습니다. 많은 학생들이 자신의 진로에 대한 별다른 생각을 하지 않다가 대학과 학과를 선택하는 순간에 고민하기 시작합니다. 학과선택을 할 때도 흥미와 적성을 고려하지 않고 점수에 따라서 또는 누구나 선택하는 학과를 선택하는 경우도 많습니다. 이러한 관행은 많은 낭비적인 요소를 만들어 냅니다. 대학에 가서는 재수나 반수를 한다고 학업을 중단하고 그나마 마지못해 졸업한 학생들은 내키지 않는 직장을 선택합니다. 직장에서 1~2년 안에 그만두는 비율이 30%나 되고, 이로 인해 낭비되는 금액이 1년에 10조원이나 됩니다.

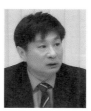

김성길
현 연수여자고등학교 교사
전국 진로진학상담 교사협의회 고문
직업능력개발원 진로교육센터 커리어솔로몬
EBS 대표강사

학생들이 자신의 올바른 진로를 탐색하고 자신에게 맞는 학과를 선택하는 것은 무엇보다 중요합니다. 전문적인 진로교육과 진로지도가 이루어질 때 사회적으로는 시대적 흐름과 사회의 발전 및 변화에 부응하는 전문인이 양성되고. 개인적으로는 성공적인 직업생활을 통한 자아실현이 가능하고 행복한 삶을 살아갈 수 있을 것입니다.

이러한 때에 이 책의 발간은 매우 뜻 깊은 일이라고 할 수 있습니다. 임상에서 환자의 간호를 담당하는 현직 간호사가 인생의 선배로서, 멘토로서 장래에 간호사가 되길 희망하는 백의의 천사들을 위한 예비 지침서이기 때문입니다. 2년 반 동안 멘토와 멘티로 학생들을 만나 강의를 해 오면서 느낀 점들을 정리한 이 책은 간호사가 되는 방법, 간호사 직업에 대한 자세한 정보. 간호사 직업군에 대해 알고 싶은 점 등을 더 깊이 더 자세히 알려주고 있습니다. 간호사의 일상을 Q/A 형식으로 담아 간호사를 꿈꾸는 예비 간호사에게는 미리 엿보는 간호사의 삶을. 임상간호사에게는 공감을 주는 에세이가 될 것입니다.

간호사로서의 길을 제시해 주는
길라잡이

오남경 간호사는 성실과 전문성을 갖춘 사람입니다. 이 책은 오남경 자신의
이야기이며, 간호사를 택한 자신의 삶의 보고서라고도 할 수 있습니다. 없는
일을 꾸미거나 어디서 들은 내용들도 아닙니다. 본인이 간호사로서 직접 겪
고, 체험하면서 배우고, 터득한 그야말로 간호사로서 인생 그 자체인 것입니
다. 그러므로 이 책은 간호사로서의 길을 제시해 주는 길라잡이 같은 역할을
하기에 충분합니다.

오남경 간호사는 자신의 직업적 소명 의식과 전문성이라는 두 가지의 핵심
적 내용을 가지고 경험과 이론을 잘 엮어 이 책을 구성하였습니다. 이러한 융
통성과 탁월한 현장감을 살려내어 간호사의 직업을 잘 설명하고 있어 독자로
하여금 신뢰성 있는 정보와 현장감을 더해 주고 있습니다.

이 책을 읽으면, 간호와 관련된 현재의 교육 현장과 임상에서 이루어지고 있
는 실제상황의 묘사부분에 적지 않게 동의하게 됩니다. 간호학생을 가르치고
있는 교수로서 실무적인 내용과 전문성을 살려 써 내려간 질문 대 답변 형식

김옥선
현 경북전문대학교 간호학과 교수
경희대학교 간호학 박사

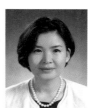

의 이 책에서 오남경 간호사라는 한 사람의 이야기가 아닌 간호사 모두의 이야기라고 느껴집니다.

평소 오남경 간호사는 적극적인 삶의 자세와 다양한 임상체험, 많은 기타의 자격증 등을 소지하고 있습니다. 이러한 오남경 간호사가 언젠가 빛을 발휘하리라 여기고 있습니다. 이러한 쯤에 이 책의 출판은 많은 의미를 함축하고 있습니다. 즉, 지금껏 간호사로서 오직 한길을 걸어오며, 자신의 직업을 천직으로 여기는 오남경 간호사의 손을 통해 이 책은 나이팅게일의 불빛처럼 빛나게 될 것이라 여겨집니다.

이 책은 간호사로서 임상에서의 경험을 해본 사람만이 쓸 수 있는 살아있는 이야기입니다. 따라서 향후 간호사가 되길 소망하고, 나이팅게일의 불빛 같은 소명을 가지려 노력하는 이에게 있어 읽고 배울만한 충분한 가치가 있다고 추천합니다.

간호학을 공부하기 원하는 학생들에게 보내는
아주 유용한 지침서

학창시절 위인전에서 읽었던 "나이팅게일", "백의의 천사", "봉사", "헌신" 이라는 단어는 간호사가 되어야겠다는 막연한 꿈을 꾸게 하였고, 간호사가 어떤 직업인지, 또 간호는 무슨 일을 하는 것인지 모르고 시작 하였지만, 어느 덧 간호사가 된지도 19년이라는 세월이 흘렀습니다.

간호사라는 직업은 힘들기도 하지만 즐거운 일도 많고 보람도 많았습니다. 내가 진정 무엇을 원하는지, 누구를 위해 일하는지, 어떻게 할 것인지, 인생에서 꼭 이루고 싶은 그 무엇이 있다면 명확한 목표를 세워 열정적으로 도전해야 합니다. 자기 자신을 위해서 무엇을 하고 싶은지 곰곰이 자신에게 물어보아야 합니다.
자신만이 아니라 타인과 사회를 생각하고 그 연속성 속에서 살아가는 것이 진정한 삶입니다. 누구나 저절로 간호사가 되는 것은 아니며, 거기에 이르기까지 자신의 끊임없는 노력이 필요합니다. 수많은 고통을 견딜 수 있는지 또한 그러한 고통을 감내하면서까지 그 일을 하고 싶은지 자신에게 물어보고 그런 후에 결정해도 늦지 않습니다.

신정희
현 삼성서울병원 책임간호사
가정전문간호사
국제모유수유전문가
성균관대학교 간호학 석사

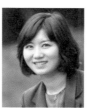

그 동안 그때 '이렇게 했더라면 좋았을 텐데' 하고 되뇌었던 것들을 병원에 실습을 나온 간호학생. 간호학을 공부하기 원하는 학생들에게 조금이나마 심적 부담을 덜어줄 조언과 훌륭한 지침서가 있으면 좋겠다는 생각이 들었습니다. 그런 연유로 오남경 간호사의 "간호대로 가는 길"은 과감하게 간호학을 공부하기 원하는 학생들에게 보내는 아주 유용한 지침서가 될 것 같습니다.

앞으로는 직업으로 돈을 벌기 위한 수단뿐만 아니라 정말로 좋아서 있는 일을 찾아서 자신이 가진 특별한 재능에 맞고 열정을 쏟아 즐겁게 할 수 있는 일을 찾아야 합니다. 조금 먼저 간호사의 길을 걸어온 한 사람으로서 아낌없는 축복을 보내고 싶습니다.

따뜻하고 진솔한 간호사
오남경 선생님을 만나보세요.

그 누구에게 책을 권한다는 건 어려운 일인 거 같아요.
또한 직업을 선택하고 신념을 가지는 것 또한 더 어려운 일이지요.
그 어려운 일에 큰 도움이 되고 간호사 직업 선택에
힘을 실어줄 수 있는 책을 추천하려 합니다.

먼저 오남경 선생님은 제 대학 후배로 현 동문회 회장을 재임하고 있으며
여러 교수님들과 다양한 분야의 임상에서 활동하는 동문들로부터
새로움에 도전을 하는 열정과 순수함을 가진 동료라 생각되어지고
희망과 용기가 필요한 환자들에게 긍정적인 마음을 갖게 하는
백의의 천사!! 간호사입니다.

진로를 선택하는데 있어 청소년기에는 하루에도 몇 번씩 장래희망이 바뀌죠.
또한 청년기에도 많은 고민을 하고 진정 스스로 원하는 일을 선택하기란
힘들고 어려운거 같습니다.

류명수
간호사(RN) 출신 소방관
현 화성소방서 119 구급대원
전 연천군 국립보건의료원 응급실 근무

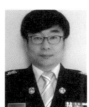

간호사란 직업을 선택하는데 있어 오남경 간호사 선생님이 집필한
이 책이 부모님들과 청소년들에게 단순한 진로 지식이 아닌
간호사의 꿈을 꾸게 만드는 진로 지도서라고 말하고 싶습니다.
또한 오랫동안 소망하던 간호사 직업에 대해 더 확신을 가질 수 있는
계기가 될 것으로 생각됩니다.

의학적 지식만으로는 간호 전문직을 수행 할 수 없습니다.
그것을 뒷받침하는 사명감과 소명의식이 필요합니다.
그래서 이 책이 아프고 힘들어 하는 사람들에게 따뜻한 손길을 내밀고
그 아름다운 이가 될 수 있도록 간호사의 길을 알려주는
올바른 길잡이가 되어 주리라 확신하며,
나아가 간호학계의 발전에도 충분한 역할을 해주는 책이니
많은 사람들에게 일독하기를 추천하며 출간됨을 축하합니다.

선생님은 왜 간호사가 되셨나요?

요즘은 들어보지 못한
생소한 직업들도 많아서
어떤 직업을 선택해야 할지 모르겠어요.
그 많은 직업들 가운데
선생님은 왜 간호사가 되셨나요?
간호사를 하게 된 어떠한 특별한 계기가
있으셨는지 궁금하네요.

ㄴ 현재 우리나라에는 15,000여 종류의 직업이 있으며

아마도 이름조차 생소한 직업이 있을 것입니다.

그 많은 직업 중에 평생 내가 해야 할 직업을 선택 하는데

가장 중요한 것은 무엇일까요? 남에게 이끌려 하고 싶지 않은데

억지로 이끌려서 하게 된 일은 오래 가지 못하고 관두는 사람들을

주변에서 종종 접할 수 있습니다.

인생을 살아오면서 삶의 지혜로 얻은 교훈은 직업을 선택 할 때

가장 중요한 것은 본인이 좋아 하는 일,

적성에 맞는 일을 선택해서 그 일을 즐겁게 하는 것입니다.

일을 통해 정신적, 금전적 가치를 얻고 게다가 보람까지 느낀다면

평생 자기의 본업을 사랑하며 오래 할 수 있게 되는 것 같습니다.

저도 한때는 인생의 진로를 결정해야 할 기로에서 수일 밤을

새어가며 많은 생각과 고민을 했습니다.

지금도 그때 기억이 가끔 떠오르곤 합니다만 그때 심사숙고했던,

그리고 오랜 생각 끝에 선택한 '간호사'라는 직업이

얼마나 잘한 일인지 늘 감사하고 있습니다.

'고민은 제자리걸음이요, 생각은 앞으로 나가는 것이다'라는 말이

있는 것처럼 막연히 진로를 걱정하고 고민하기 보다는

'하고 싶은 직업의 장점과 단점'을 생각 날 때마다

A4용지에 틈틈이 기록을 했습니다. 인터넷을 검색하기도 하고

경험 있는 주위 분들께 조언을 구하기도 했지요.

유치원 시절, 어느 성악가의 노래하는 모습을 우연히 보게

되었는데, 그 분의 목소리와 노래에 매료되어 그때부터

'나도 커서 저렇게 무대에서 멋지게 노래 부르는 성악가가 되고

싶다'는 행복한 꿈을 꾸기도 했습니다.

어머니의 사랑을 독차지 했던 1남 3녀 중, 셋째 딸로 태어난 저는

화목한 가정에서 자랐습니다. 하지만 중학교 2학년 때 사랑하는

아빠가 무서운 병에 걸리셨다는 청천벽력 같은 얘길 듣고

어린 마음에 얼마나 무서웠었는지….

하늘이 무너져 내리는 듯한 소식에 한동안 큰 충격에 휩싸여

아무 것도 할 수가 없었고요. 아빠는 엄마나 언니, 제가 당신이

아파하는 모습을 보며 슬퍼 할까봐 말로 표현할 수 없을 정도로

극심하게 머리가 아파도 가족들 앞에서 아픔을 억지로 참는 거

같아 더 속상했습니다.

통증에 괴로워하셨던 그 때 아빠의 모습, 수술을 마치고 차가운

병원 침대에 홀로 누워계셨던 아빠의 약한 모습을 떠 올리면

아직도 눈물이 주룩주룩 흐르네요. 아파 하셨던 모습을 볼 때마다

모든 것이 그냥 너무 미웠고, 원망스러웠고, 힘들게 투병을 하시는

아빠에게 아무런 도움이 되지 못하는 내가 얼마나 미웠었는지….

엄마, 아빠, 가족들 몰래 얼마나 많은 눈물을 흘렸는지 몰라요.

아빠를 살려 달라고 하나님께 애원도 해 보고, 아빠가 기적같이

살아나게 해 달라고 얼마나 목이 메게 간절히 기도를 했었는지….

아빠를 치료하는 의사나 간호사선생님들의 손길에

'꼭 기적같이 살아나셨으면 좋겠다.' 라며 마음속으로 주문을

외치기도 했지만 결국 중학교 2학년 때 아빠가 돌아가시면서

제 인생의 운명이 바뀐 커다란 전환점이 생기게 되고 아쉽게도

성악가의 꿈을 접어야만 했습니다.

아픔으로 점점 몸이 쇠약해지고 나약해지는 아버지께 저는

아무런 도움도 되지 않는 딸로서 아버지의 임종을 바라만 봐야

했습니다. 그 시절 가진 돈도 없었지만 의사나 간호사처럼

의학적 지식을 갖춘 의료인이었다면 아버지의 생명을 조금이나마 더

연장시키고 당신이 견디기 힘들어 했던 통증을 줄이는데
도움을 드릴 수 있지 않았을까? 하며 아무 것도 할 수 없는
제 자신이 밉고 매우 원망스럽기도 했습니다.
어른이 되면 꼭 나같이 어려움 속에서 아픔을 겪고 있는
모든 사람들에게 도움이 될 수 있는 사람. 사람을 살리는 사람이
되고 싶다. 라고 마음을 굳게 다짐을 했어요.
유독 겁이 많은 저는 주사 맞는 걸 너무 무서워했고,
병원에 가면 맡게 되는 소독약 냄새 또한 너무 싫었고,
병원 가운 입은 사람만 제게 다가와도 너무 무서워서 아파도
혼자 꾹 참고 견뎌내었던 저였는데, 어느 날, 우연히 TV에서
어느 간호사선생님이 의료봉사를 펼치는 모습을 보게 되었습니다.
그때까지만 해도 간호사라는 직업에 대해 전혀 관심이 없었기에
다큐멘터리 또한 별 감흥 없이 보았어요. 그런데 그날 TV에서
보았던 간호사선생님의 모습이 무의식적인 잔상으로 남았는지
그 후 몇 달이 지나고도 그 간호사선생님의 모습이 자꾸 머릿속에
떠오르기에 문득, '간호사라는 사람은 어떤 일을 하는 사람인가?'
라는 호기심이 생기더라고요.

그때부터 저는 간호사라는 직업에 대해 조금씩 관심을 갖기

시작했고 '나도 저분처럼 멋진 간호사가 되어야겠다.' 라는

꿈을 꾸며, 간호사가 되기로 결심을 하게 되었습니다.

당시에는 요즘같이 인터넷이 활성화 되지 않아 직업에 대한

정보가 미비했던 시절이라 간호사에 대해 많은 정보나 더 자세한

자료를 찾을 수 있는 경로가 없었지만 주변에 아는 분들에게

그 직업에 대해 이것저것 궁금했던 것을 묻고 다녔던 기억도

납니다. 물론 그런 류의 도서가 나와 있는 것도 아니었고요.

"간호사는 어떤 직업이야? 간호사 되면 돈 많이 벌어?

간호사 되면 뭐가 힘들어?" 라며 궁금했던 것들을

아는 지인 분들에게 묻고 다니면서

피드백 받은 것을 틈틈이 제 나름대로 꼼꼼히 기록했고,

그것을 종합적으로 검토하니 다른 여러 직업과 비교해 봤을 때

장점들이 단점보다 참 많았어요.

간호사를 직업으로 갖겠다는 생각을 한 번도 해 본 적 없이,

심지어 병원이라는 곳은 생각만 해도 무섭고 두려운 곳이었기에

간호사라는 직업은 생소함 그 자체였습니다.

어린 나이에 겪은 병원에 대한 안 좋은 여러 기억들이 나에게는

여전히 두려웠었지만, 인생에 있어서 중요한 진로인 만큼은

신중하게 결정해야 했었고, '간호사! 도전 해 보자!' 라며

그때부터 간호사가 되기로 결심을 하게 되었습니다.

우연히 보게 된 TV를 통해 간호사에 관심을 갖게 되었지만

알면 알수록 그 직업에 대해 매력과 미래에 대한 확신,

확고한 자신감이 들기 시작했습니다.

간호사라는 나만의 로망을 꿈꾸며 간호학과에 입학하게 되고

자랑스러운 대한민국 간호사(RN)라는 직업을 갖게 되었습니다.

성악가가 되고 싶었던 어린 시절의 꿈은 이루진 못했지만

음악을 사랑하는 열정은 아직도 식지 않아 시간이 날 때마다

취미로 무대에서 노래하고 연주하며 대리 만족을 갖곤 하지만

성악가가 되지 못한 것에 대한 후회는 없습니다.

가지 않은 길에 대한 애틋한 동경의 마음은 있지만요.

성악가라는 직업도 좋지만, 간호사라는 직업을 선택하여

간호사로서의 삶과 가치 있는 일을 하는 것이 얼마나 기쁘고,

행복하고 감사한 일인지, 내가 얼마나 사랑스럽고 보람찬 일을

하고 있는 사람인지, 나만의 간호 철학을 가지고 힘닿는 데까지
환자분 곁에서 언제나 꼭 필요한 간호사로 숭고한 간호계의
주역으로 보람찬 인생의 삶을 살고 싶을 뿐입니다.

아픈 환자들에게 가장 먼저 손과 발이 되어 주고, 생명을 살리는
소중한 일을 하고 있다는 자긍심과 제가 담당했던 환자분이
회복되어가는 모습과 건강한 상태로 퇴원하는 광경을 지켜볼 때면
간호사로서 보람을 무슨 말로도 표현을 할 수 없을 만큼 제게는
감동과 행복, 감사함입니다. 이런 이유가 지속적으로 간호사로서
자부심과 사명감을 가지고 업무들을 하게 되는 것 같습니다.

저는 다시 태어나도 간호사를 할 것입니다. 나의 삶 가운데 힘든
난관에 맞닥트려 포기하고 싶은 순간도 많았지만, 나의 간호를
받은 환자들이 회복 되고 건강해져 가는 모습을 지켜 볼 때마다
오뚝이같이 쓰러졌다가도 다시 일어설 수 있었던 '행복 에너지'의
기운이 나를 다시 일으켰던 것 같습니다.

간호를 아름답게 디자인 하고, 나의 간호 인생의 길을
묵묵히 걸으며, 환자분들과 더불어 나의 삶 가운데 행복과
감동적인 기적이 많이 일어나길 늘 소망합니다.

간호사로서 갖추어야 할 성격은 무엇인가요? ▼ 🔍

원래 제 꿈은
패션디자이너가 되는 게 꿈이에요.
근데, 작년에 제가 아파
병원에 입원 했었는데 병원에서 만난
간호사 선생님의 모습을 보며
진로를 바꾸게 되었어요.
저도 간호사가 되고 싶어요.
제가 제일 궁금한 것은
간호사 하려면 성격이 꼼꼼해야 되나요?
꼼꼼하지 못한 편이지만
저 같은 경우에도 간호사를 하는데
지장이 없을까요?
간호사로서 갖추어야 할 성격은 무엇인가요?

↳ 개인적인 경험과 주변의 동료 간호사들을 보았을 때,

간호사로서 제일 중요시 여기는 성격은

'자신에 대한 윤리 도덕적인 정직함'이 으뜸이 아닌가 합니다.

업무상으로 어떠한 실수를 하더라도 정직하게 말할 수 있어야

하며, 어느 누구에게나 정직함으로 신뢰를 얻는 것을

매우 중요하게 생각합니다.

주로 아픈 환자 분들을 대하기 때문에 때로는 간호사들도

많이 상처 받고 힘들 때도 많이 있습니다.

종종 고되고 힘들 때마다 그만두고 싶다는 마음이 하루에도

수백 번씩 들 때도 있지만 그럴 때마다 아픈 환자분의 입장이

되어 보기도 했고, 제가 담당했던 환자분들이 회복되어 가는

모습에서 보람과 힘을 얻기도 했습니다. 또한 아픈 환자분들을

이해하려는 이타심(자기를 희생하여 남에게 물심양면으로

공덕과 이익을 베풀어 주는 마음)이 필요합니다.

간호사를 하려면 다른 사람들보다 봉사와 헌신적인 성격이 강하면

강할수록 간호사라는 직업을 갖는데 더 잘 맞을 거라 생각됩니다.

아픈 환자분들을 대하는 일이다 보니 마냥 유쾌하지만은 않아요.
그렇기 때문에 호기심, 또는 가벼운 마음으로 이 일을
선택하지는 않았으면 하고요. 또한 갑작스러운 응급상황에
빠르게 대처할 수 있는 순발력이 필요하답니다.
주로 하는 일이 아픈 사람을 돌보는 일이기에 그들의 입장에서
공감할 수 있는 능력이 필요하며 간호에 대한 사명감을 품고
계신 분이라면 간호사란 직업에 잘 어울리는 품성을 갖춘
분이라 생각됩니다.

무엇보다도 간호사는 법적 의료인으로서 생명을 다루는 업무를
하기 때문에 어떠한 작은 실수도 절대로 용납 되지 않습니다.
순간 나의 실수로 인해 환자분의 컨디션과 증상이 급격히
변화 될 수도 있고, 단 몇 초, 몇 분 사이에 급격하게
생사의 갈림길이 결정이 되는 때도 종종 봐 왔기에
간호사라는 직업만큼은 다른 직업과 달리
'생명과 관계된 고귀한 직업' 이라는 점을 꼭 기억하길 바랍니다.

의사의 처방을 잘못 보고 간호사의 실수로

잘못 약을 투약 하거나 잘못 주사 했을 때

단, 0.1cc의 용량이라도 잘못 주사를 났을 때를 가정해 보면

경우에 따라서 환자분의 상태가 급격히 매우 악화 되어

응급상황까지 이어 질 수도 있고, 어떤 환자분은

사망할 수도 있습니다.

입으로 복용하는 약을 투약하거나 주사를 놓을 때나

그 외에 어떤 의료행위를 할 때에도 반드시 모든 의료행위를

하기 전에 정확한 환자확인과 정확한 처방인지 확인을 반드시

해야 합니다.(환자 확인이 되기 전까지에는 어떠한 의료행위도

하지 않습니다.)

아무리 급하고 바쁘더라도 확인하고 또 확인해야 하며,

수십 번씩 확인하다보니 직업적 습관이 자동적으로 몸에 배게

되더군요. 순간의 실수로 인해 환자분께 큰 피해를 주면

안 되잖아요. 환자분의 컨디션이 급격히 나빠질 수도 있고,

사망까지 될 수 있는 돌이킬 수 없는 일을 만들면 안 됩니다.

그런 연유로 무엇이든지 여러 번 확인하는 이 직업적 습관은
간호업무를 하거나 다른 일처리를 할 때에도 대충 넘어가지 않고
꼼꼼하게 살펴보게 됩니다.
무슨 일이든지 실수를 해서는 안 되지만 더군다나
생명을 다루는 일에 실수가 있어서는 절대 안 됩니다.

저도 간호사가 되기 전까지 내성적인 성격에
자주 덜렁대는 성격이어서 '이런 성격을 가지고 간호사를 하면
안 되겠다'고 다짐을 했죠. 늘 긴장감을 가지고, 차분하고
꼼꼼해 져야겠다 라면서 개인적으로 부단히 노력을 했습니다.
습관이 몸에 밸 때까지 처음부터 잘 되지는 않았지만.
늘 정신이 깨어 있으려고, 긴장감을 놓치지 않으려고,
스스로 꼼꼼한 습관을 소유하려고 부단히 노력을 하고 있어요.
(예를 들어, 저만 잘 알아 볼 수 있도록 꼼꼼하게 메모를 하는
습관을 갖고, 중요한 부분은 컬러 글씨로 체크를 해 놓기도
합니다.) 습관은 길들일 수 있어요. 습관보다 강한 것은 없고
모든 습관은 노력에 의해 굳어지는 법이거든요.

제 경우를 보면 간호사라는 직업을 갖으면서

성격이 180도 좋게 개선되었어요.

부끄러워 남들 앞에서 발표 할 차례가 돌아오면

늘 심장이 쿵쾅쿵쾅 거렸고, 말주변도 많이 없었어요.

하지만 환자분들과 이야기를 주고받고 환자 교육을 담당하면서

자연스럽게 의사소통을 많이 하게 되었고, 친화력이 좋은 사람,

매사 밝고 긍정적이며 꼼꼼하고 완벽한 성격으로

많이 개선된 것 같아요.

언제 어디서 어떠한 응급상황이 생길지 모르는 긴박한 순간에

실수 없이 대처하기 위해 매 순간순간 긴장감을 놓지 말아야

하며 완벽함, 순발력, 정확한 판단력을 위해

지금도 끊임없이 공부하고, 훈련을 하고 있습니다.

정식 간호사가 된지 1년 동안에는 낯선 병원 환경과

이제 막 배워 나가야 할 일들이 어마어마했고, 업무에 적응 하느라

정신이 없었어요. 실수투성이였던 신규 간호사 시절에는

'과연 간호사라는 직업은 나와 안 맞는 것일까?'

'나는 간호사로서 자질이 없는 걸까?' 라는 생각들도 많았고,

선배 간호사 선생님들로부터 야단도 많이 맞았습니다.

눈물로 지냈었던 질풍노도와 같은 시기가 있었기에

지금의 제가 있게 된 것 같아요.

상사인 선배님이 혼내시는 건 제가 미워서라기보다는

간호사는 생명을 다루는 일을 하기 때문에

어떠한 실수조차 절대로 용납이 안 되기 때문에,

자칫 나의 실수로 인해 환자분이 사망할 수도 있기 때문에

그에 대한 우려로 다시는 똑같은 실수를 범하지 않도록

따끔하게 혼나기도 했습니다.

다시는 그 실수를 범하지 않도록 알려주신 것이죠.

돌이켜보면 그 시절, 그렇게 저를 무섭게 혼내셨던 선생님들이

정말 고맙게 여겨집니다. 그분들의 가르침 속에 큰 실수 없이

지금까지 잘 지내온 것에 감사합니다. 이런 것들이 힘들다하여

쉽게 포기하고 그만 두는 사람도 있지만, 그것들을 본인의 몫으로

겪어 나가야 하는 것이지 중도 포기해서는 안 됩니다.

살다 보니 이것들은 아무것도 아니더라고요.

최소 2~3년간은 버티면서 여러 가지 경험을 해 보라고 강하게

권유를 하고 싶습니다. 2~3년의 경력을 갖고, 대학원과정이나

아니면 다른 곳으로 이직을 할 때에 도움이 많이 될 거예요.

그 시기도 못 버티면 다른 일도 쉽게 포기하고 중단해 버리는

습관이 되기 때문에 최소 2~3년의 임상 경력을 통해서

여러 가지 경험을 해 보는 게 좋을 것 같다고

늘 후배간호사들에게 권유도 하고 있습니다.

생명을 다루는 업무를 하기 때문에 간호사라는 직업은

다른 직종과 달리 참 고귀한 직업이며 그만큼 공부도 많이 해야

합니다. 환자는 몸이 아프면 궁금한 게 더 많아져 본인의 질병과

관련해 이것저것 많이 묻기도 하기 때문에 궁금한 것들에 대한

정보도 알려 주어야 하며, 환자상담과 교육의 역할까지

담당해야 하는 게 간호사의 중요한 업무입니다.

간호 업무를 하면서 내가 환자라면 이런 게 궁금하겠다고

미리 질문을 추측하여 그들이 궁금해 하는 사항에 대해 묻기 전에

미리미리 설명해 드리고 교육을 해 드리기도 합니다.

어떤 환자분은 질문을 하면서 바로 그 자리에서 스마트폰으로
검색도 하는 분도 계시기에 간호사로서 더 정확하고 폭 넓게
많은 지식을 알고 있어야 합니다. 의학의 발전도 빠르기 때문에
나름대로 공부를 게을리 해서는 안 됩니다.

간호사가 많이 알아야 환자에게 더 좋은 간호서비스를 제공해
줄 수 있고, 우리 몸은 매우 정직하기에 간호사가 환자에게
얼마나 관심을 갖고 환자분의 상태를 자주 체크 하느냐에 따라
환자의 회복 속도가 매우 빨라진다는 것도 여러 경험을 통해서
알게 되었습니다. 이것에 대한 실질적 간호연구 결과도 있습니다.

간호사는 사명감 없이 직업으로만 여기면 매우 힘든 일이라고
느낄 수도 있습니다. 간호사로서 갖춰야 할 실력과 자긍심과
사명감. 더불어 환자들을 진심으로 공감하고 이해할 수 있는
마음자세와 의지, 열정이 다른 사람들보다 특히 더 강해야 합니다.

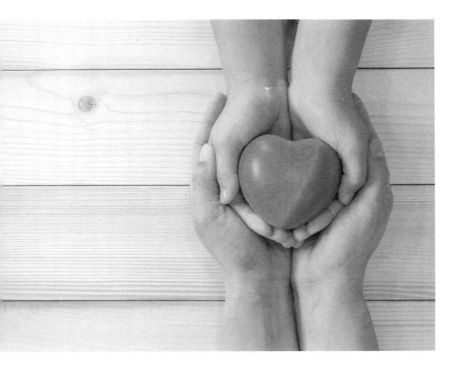

간호사가 되기 위해서는 어떤 학력이 필요한가요?

지금 여고 1학년 학생입니다.
간호사가 되기 위해서는
어떤 학력이 필요한지 궁금합니다.

↳ 제가 간호학과 입시를 준비하던 때와 달리(물론

그 당시에도 다른 학과보다는 간호학과의 입시 커트라인이

높았습니다만) 생명을 다루는 업무이기 때문에

그만큼 공부를 많이 하지 않으면 안 되는 직업으로

정착되고 있습니다.

대부분 간호학과의 입시 전형 커트라인이

서울권 대학은

상위 1~2등급, 경기권은 3~4등급입니다.

보통은 학과의 65%를 수시로 모집하는데

대부분 학생부 교과전형 및

학생부 종합전형으로 뽑고 있으며,

현대사회에서 간호사라는 직업을 갖기 위해서는

냉정하게 말하자면 우선 공부를 잘해야만 합니다.

기본적으로 공부를 잘해야

간호학과에 들어 갈수가 있고

간호사가 될 수 있습니다.

저는 고등학교 때부터 대학생까지 매일 도서관에서

살았던 것 같아요.

간호계의 오랜 숙원 과제였던 간호일원화 제도가

2012년에 도입되었고,

3년제 간호전문대학이 전부 4년제 학사과정으로 승격 되어

통합되어지고 있습니다.

지금도 몇몇의 3년제 간호전문대학이 있지만

추후에 전부 4년제로 바뀔 전망이며, 간호학과는

이제 3년제가 전문학사가 아닌 4년제 학사입니다.

대한민국에서 간호사가 되려면

반드시 간호 교육 인증평가를 받은

4년제 정규 대학 간호학과를 졸업해야 한다는

법제도가 있습니다.

늦었다고 생각하지 말고 지금부터라도

부단히 학업에 충실히 하면 반드시 그 꿈이 이루어 질 것입니다.

간호사의 꿈도 이룰 수 있습니다.

여러분도 할 수 있습니다.

선배간호사로서 여러분을 응원하겠습니다.

간호사로 일하면 돈을 많이 벌 수 있나요?	▼	🔍

간호사로 일하면
돈 많이 벌 수 있나요?
간호사의 연봉은 어떻게 되나요?

└→ 현실적이고 직접적인 질문이네요.^^

제가 신규간호사로 병원에 입사할 때 보다 지금은 급여 체계가

많이 올랐더군요. 제가 알고 있는 바로는 요즘은 제가

처음 간호사를 시작했을 때 보다 연봉이 올라서

간호대를 졸업하고 신규간호사로 입사를 하게 되면

준종합병원이나 중소병원은 2,800만원~3,000만원 정도며,

대형병원급은 3,300만원~3,500만원의 연봉부터 시작해서

경력이 많이 질수록 연봉이 올라가게 됩니다.

(의료기간별 차이가 있으므로 참고)

또한, 대부분의 간호사들은 3교대 근무를 하기 때문에

연봉 이외에 법적으로 18시 이후 야간수당, 위험수당 및

특수부서에 근무할 경우 특수수당, 상담수당, 직책수당 등의

각종 수당도 받게 됩니다.

덧붙여 요즘에는 병원마다 나이트전담간호사를

채용하는 곳이 많은데 나이트전담간호사의 경우는

법적으로 한 달에 16~17일을 근무를 하고

나머지 요일은 휴무를 받게 됩니다만

야간에 밤을 새서 일을 해야 한다는 것,

밤과 낮이 바뀐 불규칙한 생활을 하다 보니

체력적으로 매우 고되고 힘든 일이기 때문에

급여가 꽤 되는 만큼 건강관리에 특히 더 신경을 써야합니다.

제 경우는 7~8년간 3교대 근무 중,

한 달에 8번 정도 나이트 근무를 했었습니다.

낮과 밤이 바뀌는 들쑥날쑥한 근무 사이클에

체력적으로 너무 힘들었던 시절이 있었으며,

밤을 새는 것에 대한 심리적 압박이 좀 있어서

지금은 안하고 있지만 대부분의 간호사들은

3교대 근무를 하고 있습니다.

만약 3교대 근무가 싫으면 교대근무를 하지 않는 근무 파트로

이동하면 되는데 우선적으로 그 부서에 T/O가 있어야지 발령이

되는 것이고, 그것도 내키지 않으면

교대근무를 안하는 곳을 찾아보는 수밖에 없습니다.

개인적인 생각으로는 간호사라면 한번쯤은 3교대 근무를

해보는 것을 추천합니다.

제가 아는 간호사선생님은 본인 취향에 맞는다는 이유로

나이트 근무가 체질과 적성 맞는다고 하여

낮에는 개인 볼일을 보고,

밤에는 나이트 전담간호사로의 역할을 감당하고 있는데,

틈틈이 체력관리를 잘 하는 게 나이트전담간호사로

지속적으로 업무를 할 수 있는 원동력이라고 합니다.

(의료기관마다 차이가 있을 수 있음)

간호사는 병원에서만 일을 하나요?

간호사는 병원에서만 일을 하나요?
병원 말고 어디에서 어떤 일을
할 수 있는지 궁금합니다.
다양한 진출 분야를 알려 주세요.

↳ 간호사가 되면 꼭 병원에서만 일을 하느냐?

결론부터 얘기하면 꼭 그렇지는 않으며

본인의 적성에 맞는

다양한 파트와 분야에서 일을 할 수가 있습니다.

간호사면허증은 간호사에게 매우 큰 무기로

간호사면허증만 있으면 어디에서든지

간호사로 일을 할 수가 있습니다.^^

이유는 환자는 꼭 병원에만 있는 게 아니기 때문에,

가정에 아픈 환자가 있으면 간호사가 의사 처방과

의뢰 사항을 확인 한 후 가정을 방문해서

간호를 할 수가 있습니다.

집에서도 간호 받길 희망하는 환자도 많이 있습니다.

가정에 직접 방문하여 의료행위를 수행할 때

필요한 의료 도구와 약물 등을 사전에 꼼꼼하게 챙겨야 합니다.

하지만 병원이 아니라 집이란 환경 때문에 어느 정도의 제약이

있으며, 응급상황이 발생하면 집에서 처치 한 후

빠르게 병원 응급실로 이송을 하게 됩니다.

즉, 생명이 있는 어느 곳이든지 모두 간호의 현장이라고

말할 수 있습니다.

또 간호사 면허증만 갖고 있다면 병원이나 의원 이외에도

다양한 분야로 진출 가능합니다.

간호사 면허증을 소유하고 공무원 임용시험에 합격하면

전국 보건소와 보건지소, 농어촌 지역의 보건진료소,

지방자치단체 등에 근무하는 간호직 또는 보건직 공무원으로

근무할 수 있으며, 간호대학에서 교직과목을 이수한 후

간호사 면허를 취득한 사람이 보건교사임용고시에 합격하면

학교에서 보건교사로 근무할 수 있습니다.

기업체나 사업장의 건강관리실에서 근로자들의 건강관리와

보건교육을 담당하는 의무실간호사나 산업간호사, 간호장교,

장기이식코디네이터, 너싱홈, 산후조리원, 치매주간보호센터,

복지관, 보험심사간호사, 항공간호사, 임상연구간호사,

전문간호사, 유전상담간호사 등 진출할 수 있는 분야의 폭은

넓다고 할 수 있습니다.

또한, 한국 뿐만 아니라 예를 들어 미국, 호주, 뉴질랜드, 캐나다 등

간호사의 해외취업이 활발히 이루어지고 있어,

외국어 실력을 필수로 갖추고 한국 간호사 면허증을 소지한 후

해당 국가의 간호사면허증을 취득한다면 해외 취업도 가능 합니다.

결론적으로

건강에 대한 관심이 점점 더 느는 추세이기 때문에

건강과 관련지어 간호사가 할 수 있는 일은

무궁무진하게 많아서 미래의 장래성은 무척 밝은 분야라

할 수 있습니다.

* 병원간호사

종합병원, 병·의원, 요양병원, 전문병원 등의 의료기관에서 근무한다. 분야별로는 일반병동, 외래, 수술실, 투석실, 중환자실, 중앙공급실, 신경외과, 응급실, 정신, 조혈모세포이식, 신생아실, 당뇨병교육, 여성건강, 한방, 상처, 장루, 실금 등이 있다.

* 보건 진료 전담공무원

농어촌지역에 설치된 보건진료소에서 근무하며 지역주민의 질병예방과 건강증진을 위한 일차 보건의료서비스를 제공한다. 간호사 또는 조산사 면허를 취득한 후 보건진료직공무원 임용시험에 합격해야 한다.

* 보건교사

초, 중, 고등학교 보건실에서 근무하며 보건교육, 학생과 교직원 건강관리, 학교 보건사업계획 수립 등의 업무를 담당한다. 간호대학에서 소정의 교직학점을 이수한 후 간호사 면허를 취득한 사람에게 보건교사 자격증이 주어진다.

* 보험심사간호사

의료기관에서 근무하며 효율적인 진료비 청구 및 심사관리, 의료서비스의 적정성 평가 업무를 담당한다.

* 보건간호사

전국 보건소와 보건지소, 지방자치단체 등에 근무하는 간호직 또는 보건직 공무원이다. 지역주민의 질병예방과 건강증진을 위한 사업, 정신보건, 모자보건, 노인보건 등의 업무를 수행한다.

* 산업간호사

산업간호사는 사업장 건강관리실에서 근무한다. 근로자 건강관리와 보건교육, 작업환경 및 위생 관리, 사업장 안전보건체계 수립 등을 담당한다.

* 간호장교

일반 4년제 간호대학을 졸업하고 간호사 면허증을 취득한 뒤 간호장교로 임관하는 경우와 국군간호사관학교를 졸업하고 간호장교로 임관하는 방법 두 가지가 있다. 성별에 관계없이 간호장교에 지원할 수 있다.

* 조산사

임산부의 정상 분만을 돕고, 산후관리와 신생아 관리를 돕는다. 간호사 면허를 취득한 후 보건복지부 장관이 인정하는 의료기관에서 조산 수습과정(1년)을 마치고 조산사 국가시험에 합격하면 면허를 받을 수 있다. 조산원을 개업해 운영할 수 있다.

* 노인요양 방문간호사

대상자의 가정 등을 방문하여 간호, 진료의 보조, 요양에 관한 상담 또는 구강위생 등의 간호를 제공한다. 최근 10년 이내 간호업무 경력이 2년 이상을 갖추고 있으면 노인요양 방문간호사를 할 수 있다. (자세한 내용은 한국방문간호사회 홈페이지 참조)

대한간호협회 홈페이지 발췌

| 간호사를 하면서 어떤 점이 좋으셨나요? | ▼ | 🔍 |

어렸을 때부터
간호사가 되는 게 꿈이었습니다.
부모님은 제가
공무원이 되는 걸 원하는데
진로의 방향을 어떻게 해야 할지
결정을 못하겠어요.
간호사라는 직업은
사람을 상대하는 직업이라서
많이 힘들다고 들었는데
선생님은 간호사를 하면서
어떤 점이 좋으셨는지,
어떤 마음으로 간호사를
하고 계신지 궁금해요.

└→ '아픈 사람을 돕는다.'라는 것은

머리와 마음만 가지고는, 아무나 할 수 있는 일이 아니라고

생각합니다.

일 자체가 매우 가치 있는 일이고, 육체적 · 정신적 업무를 통해

행복과 보람과 기쁨, 감동을 함께 가질 수 있다는 것이

가장 큰 장점이자 매력입니다.

세상에 수많은 종류의 직업이 있지만,

그 중에서 간호사라는 직업은 아픔과 고통을 겪는 환자들에게

회복과 희망의 기적을 만드는 고귀한 직업입니다.

1분 1초가 숨이 가쁜 긴박한 순간도 있고,

생사의 갈림길에 놓인 순간에도 생명을 살리는 일을 해야 하기

때문에 다른 직업과 다른 특별한 부분도 많습니다.

예전에 간호사를 떠올리면 여성의 직업으로

인식 되어져 있으나 지금은 남성과 여성, 성별에 상관없이

전문직 의료인으로서, 사회에 꼭 필요한 직업입니다.

간호는 사람을 사랑하는 마음이 제일 먼저 있어야 하며,

간호라는 일 자체가 봉사의 성격이 강하기 때문에

간호사를 하려면 다른 사람보다 봉사와 희생, 배려,

사명감의 정신이 매우 필요한 직업입니다.

업무를 통해서 감동을 주기에도 충분한 직업이며 일을 하면서

보람도 많이 느낄 수 있으며, 자신의 적성에 따라

더 넓은 분야로 뻗어나가 전문직으로 일을 할 수 있고,

나이가 들어서도 다른 어느 직종보다 전문직 대우를 받으면서

일할 수 있는 장기적인 장점도 있습니다.

사회에서 인정받고 본인이 적성에 맞는 파트에서

나이가 들어도 일을 할 수 있다는 뜻입니다.

단지 한국에서만 일할 수 있는 게 아니라

해외 어느 나라에서도 간호사로서 대우받으면서 일할 수 있으며,

간호기술을 가지고 재능기부 봉사활동을 통해

남을 도울 수도 있습니다.

건강에 대한 관심은 결코 줄어들 수 없는

우리 모두의 관심사이며,

의료수요 또한 증가 추세에 있는 만큼

간호대학에 진학하여 간호사가 된다는 것은

탁월한 선택과 결정, 노력으로 이루어진 것으로

안정된 미래를 보장받는 길이라 말할 수 있습니다.

간호사가 되려면 특히 어느 과목 공부를 더 잘해야 하나요?　▼　🔍

간호사가 되려면
특히 어느 과목 공부를 더 잘 해야 하나요?

⌐ 어느 과목이든 중요하지 않은 과목이 없지만

간호사가 되려면 중, 고등학교 시절에는

특히 수학, 과학(생물), 영어 등을 다른 과목들보다

더 기초를 쌓으면서 공부하면 간호대학에 들어가서

생리학이나 병리학을 공부할 때 많은 도움이 됩니다.

영어는 어떤 직업을 갖든, 무엇을 하든 간에

기본이고 필수인 것 같고요,

제2외국어 점수를 반영하는 대학들도 있습니다.

간호학과의 입시는

제가 간호대 입시를 준비했을 때 보다

매우 높아졌고요, 앞서 말했지만

서울~경기권은 수능등급이 1~2등급이어야

정시 전형에 합격할 수 있을 정도로

간호학과 입학 성적이 매우 높아졌습니다.

즉, 현실에 맞닥트려서 냉철하게 얘기해 보면

공부를 못하면 간호사가 될 수 없는 시대입니다.

간호사가 하는 업무 자체가 생명과 직결된 일들을 하기 때문에
그만큼 공부를 열심히 하지 않으면 간호사가 될 수가 없습니다.

수시입학으로 간호대를 가려면 무엇보다
내신성적이 좋아야 하지만
학생부 종합전형의 경우 1~2등급 권이어야
안전선으로 수도권 간호대에 합격하는 추세입니다.

간호사는 머리부터 발끝까지 즉,
우리 몸 인체의 해부학적인 위치뿐만 아니라
우리 몸의 구석구석을 완벽히 잘 알아야 합니다.
대학과정에서 배우는 과목도 많은데 강의뿐만 아니라
실습과목도 이수해야 합니다. 그렇다 보니 대학시절에 놀 틈 없이
시간이 참 빨리 갔었던 것 같아요.

각종 질환명, 검사명, 수술명, 약명(약의 효능, 부작용, 주의사항) 등
까지 완벽히 알아야 간호업무 하는데 차질이 없을 것입니다.

예를 들어 처음 내과 병동에 입사를 했는데

다양한 질환명과 각종 검사들, 수술명들이 각 파트별로

굉장히 많이 있다는 걸 알았습니다.

의학은 끊임없이 계속 발전하고 있기에

간호사가 되어서도 중, 고등학교 때에 하는

공부와 비교가 안될 만큼 더 많은 양의 공부를 해야 했습니다.

의학이 발전하는 속도에 맞추기 위해서라도 끊임없이

공부를 해야 하는 것이 간호사의 올바른 자세입니다.

간호사도 계급이 있나요? ▼ 🔍

간호사도 계급이 있나요?

┌→ 의료기관마다 다소 차이가 있지만,

간호사는 대개 아래와 같은 직급을 가질 수 있습니다.(p.69)

본인이 소속된 병원에서 인정하는 근무평가 점수,

근무 경력 년차(경력이 많을수록 빠른 건 아님)와

본인이 속한 기관에서 요구하는 개인의 다양한 자기개발 자격증,

학력에 의해 승진 절차를 거쳐 이러한 직급을 가질 수 있습니다.

제 경우는 평소에도 승진의 욕심이 나름 커서

간호사 업무를 하면서 그에 맞는 역량을 갖추려고

부단히 노력 중에 있습니다.

영어공부는 일상에서 놓지 않고 꾸준하게 해 오고 있고,

신기술에 대한 정보의 습득에도 관심을 놓지 않고 있습니다.

찾아보면 정보를 제공하는 곳은 무수히 많기에 기간에

놓치지 않게 항상 남보다 더 발 빠르게 정보를 찾아보고

알아보고 있습니다.

예를 들면 대한간호협회나 각종 간호사회의 사이트를

수시로 확인하여 온라인, 오프라인의 좋은 교육들이 있는지

틈틈이 확인하고 교육을 이수하여

신기술 간호 지식 커리어를 쌓고 있습니다.

의료기관마다 약간의 차이는 있을 수 있겠지만,

간호사는 오른쪽 페이지와 같은 직급을 가질 수가 있습니다.

예전에는 간호본부장이 간호사로서 가질 수 있는

제일 높은 직급이었는데

시대가 많이 변하여 간호사의 대우나 인정 범위가

높아졌다는 뜻입니다.

간호부원장, 간호이사까지 그만큼 직위도 많이 상승되었기에

저도 노력해서 간호이사의 직급까지 갖는 날까지

파이팅 해봐야겠습니다.

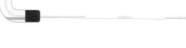

간호사의 직급체계

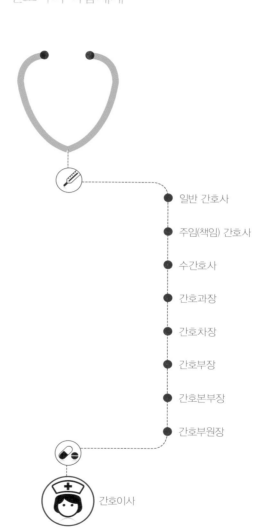

일반 간호사

주임(책임) 간호사

수간호사

간호과장

간호차장

간호부장

간호본부장

간호부원장

간호이사

간호사 일을 하시면서 뿌듯할 때가 언제인가요?

선생님은 간호사 일을 10년 넘게 하셨던데요.
간호사 일을 하시면서
뿌듯할 때가 언제이고,
보람될 때는 언제인지 궁금합니다.

⌐→ 질병과 사투를 벌이는 환자분들의

가장 가까운 곳에서 간호사의 손길이 안 닿는 곳이 없습니다.

아픔과 고통, 치유의 기쁨까지 함께 나누는 저는

간호사로서 늘 보람을 느낍니다.

기억에 남는 환자분들도 많이 생각이 나네요.

무엇보다 제가 담당했던

환자분들께서 제 간호를 받고, 건강이 회복되어 가는 모습과

건강해진 모습으로 퇴원 후에도 잊지 않으시고,

찾아오시는 환자분들에게 얼마나 감사한지요.

'건강해 질 수 있도록 도와줘서 고맙다.'

'간호사님 덕분에 제 2의 삶을 살고 있다.'고 하실 때에

간호사로서 순간순간 기쁘고 행복하고,

이럴 때에 가장 보람을 많이 느끼고 있습니다.

이런 힘이 지금까지 간호사로서의 삶을 살게 한
원동력이라고 말할 수 있습니다.

간호사라는 직업은
전문직 의료인으로서,
생사를 넘나드는 현장에서
생명을 살리는 고귀한 직업입니다.

사명의식 없이 직업으로만 여기면
힘든 일 일수도 있습니다.
봉사와 희생, 사명감의 정신없이는
할 수 없는 직업이기 때문에
이런 마인드가 매우 필요한 직업이고,
업무를 통해 보람도 많이 느낄 수 있습니다.

항상 초심을 잃지 않고,
간호사로서의 역량을 두루두루 갖추고,

만나는 환자분들의 아픔을

진심으로 공감하고 이해할 수 있는 자세와 의지,

열정으로 무장 해야겠습니다.

| 간호사는 주로 어떤 일들을 하나요? | ▼ | |

간호사는 주로 어떤 일들을 하는지 궁금합니다.

＊간호사는 병원에서
의사의 진료를 돕고,
24시간 환자 곁에서
의사의 처방이나
규정된 간호기술에 따라
치료를 하고 있고,
의사의 부재 시에는
비상조치를 취할 수가 있습니다.
_출처: 네이버 지식백과

└▸ 간호사는 병원에서 환자의 건강을 회복, 유지하고

증진하도록 돕는 전문적인 의료 활동을 수행합니다.

환자의 상태를 파악하기 위해

혈압, 맥박, 체온, 호흡을 측정하고, 약품을 투여하거나

외상 치료를 하면서 환자의 상태와 반응을 관찰, 기록합니다.

수술이나 분만 시술중인 의사 및 해당 환자를 돕고

간호활동을 합니다.

① 가장 먼저 환자의 간호력(병력)을 조사하게 됩니다.

② 대상자의 머리부터 발끝까지 세밀하게 잘 관찰해야 합니다.

③ 수시로 바뀔 수 있는 환자의 증상 변화(주관적, 객관적 자료)를

   잘 파악해야 합니다.

④ 간호과정(Nursing Process)에 의거하여

   사정-진단-계획-수행-평가를 합니다.

⑤ 특이한 증상이 있으면 그냥 지나쳐서는 절대 안 되며

   반드시 원인을 규명하고 분별력 있게 파악해 봐야 합니다.

간호사의 12가지의 역할

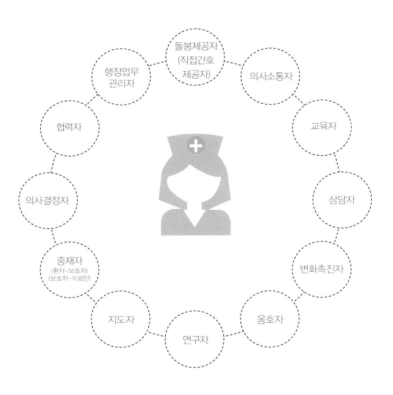

환자에게 주사를 놓을 때는

약의 효능, 작용기전, 부작용 유·무를 확인하고,

약의 용량이나 투약 방법의 적절성 여부와 지속시간 등을

고려해야 하고 환자의 상태를 꼼꼼히 살펴야 합니다.

또한, 가정이나 지역사회를 대상으로

건강의 회복, 질병의 예방, 건강의 유지와 증진을 도와주는

활동까지 합니다.

의사랑 간호사랑 다른 점은 무엇인가요? ▼ 🔍

의사랑 간호사랑 다른 점은 무엇인가요?

↳ 의사와 간호사라는 직업은

어떤 직업이 좋고, 나쁨을 떠나서 각각 별개의 직업입니다.

의사는 진료 면에서 전문가이고

간호사는 간호 측면에서 전문가라고 할 수 있어요.

의사는 큐어(cure) 라는 관점에서

병이 나을 수 있게 환자를 진단하고, 치료 하는 것이며,

간호사는 케어(care)라는 면에서

몸과 마음의 안녕까지 전인적인 간호를 합니다.

간호학은 오직, 대상자인 사람에게 집중하는

대상자 중심의 학문이기에 천성적으로 사람을 좋아하는 사람에게

적성적으로 맞는다고 볼 수 있습니다.

또한 의사와 간호사. 이 둘은 서로 상하관계가 아니고

수평적인 관계입니다.

주변사람들은 간호대에서 그렇게 많이 공부를 할 바에는

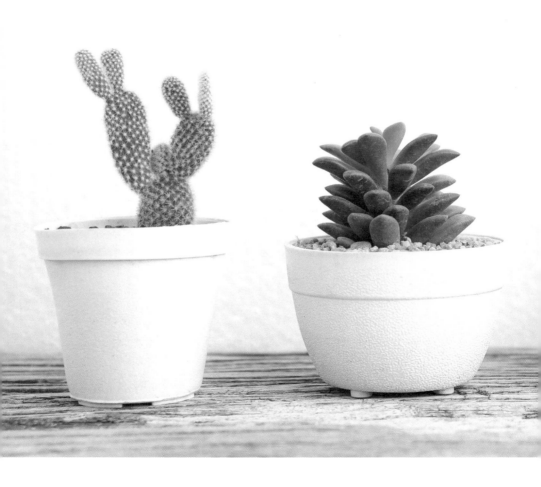

차라리 의대에 가서 의사가 되는 게 어떠냐? 라는
말들을 종종 들을 때가 있었습니다.
물론, 의사라는 직업도 좋은 직업이지만, 저는 간호사라서
행복하고, 좋았던 점들이 무수히 많기 때문에 지금도 다른
직업보다는 간호사라는 직업을 잘 선택한 것 같습니다.

간호사라는 직업 자체에 대한 매력감이 크고 간호사로서
간호현장에서 아픈 환자들을 케어하는
것뿐만 아니라 환자들의 정신적, 육체적,
사회적, 영적인 부분까지 총체적인 간호와
건강 상담과 교육을 하는 것이
저에게는 더욱 더 값지고
가치 있는 일이라고 생각합니다.

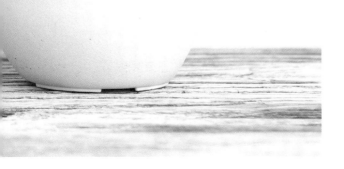

| 간호사의 근무 스케줄은 누가 짜는 거예요? | ▼ | 🔍 |

간호사가 되면
오전, 오후, 새벽타임이 있어
체력관리 하기가 힘들다고 하던데
어떻게 하나요?
꼭 3교대인 교대근무를 해야 하나요?
근무 스케줄은 누가 짜는 거예요?

↳ 대부분의 간호사는 하루 8시간, 3교대근무를

하게 됩니다. 그렇다고 꼭 교대근무를 해야 하는 건 아니지만,

간호사라면 교대 근무하는 부서에도 있어봐야 한다고

생각합니다.(3교대의 교대근무를 통해 하는 업무들도 알 수 있고

3교대의 장점과 단점을 잘 알 수 있게 됩니다.)

교대근무가 체력적으로 힘들거나 못하는 경우,

교대근무가 맞지 않는 경우에는 교대근무를 하지 않는

간호 파트에서 충분히 간호사의 일을 할 수 있습니다.

대부분의 교대근무의 시간은 Day번(07:30~15:30),

Evening번(14:00~22:00), Night번(22:00~익일 08:00)의

근무 스케줄대로 일하며(근무시간이 기관별로 차이가 있을 수 있음),

간호사의 스케줄은 각 파트의 해당 파트장이나 수간호사가

간호사들의 근무스케줄을 작성하고 관리하는 역할을 합니다.

다시 말해 수간호사가 근무표를 작성한 대로 근무를 하게 되며,

근무표를 작성하는 수간호사는 업무시의 문제나 차질이 생기지

않도록 고려해야 합니다.

경력이 많은 사람과 경력이 많지 않은 사람을 적절하게 배치하여

개인의 업무 역량을 잘 파악하여 고르게 편성해야하며,

무엇보다 누구를 더 예뻐해서 스케줄을 더 잘 주고,

미워해서 힘든 스케줄을 줘서는 안 됩니다.

수간호사는 중립적인 위치에서 수간호사 개인의 감정이

근무 스케줄에 이입돼서는 안 되고

누구나 공정하고 공평하게 일할 수 있도록 근무표를

작성해야 합니다.

따라서 수간호사가 작성한 근무 스케줄 토대로

일을 하는 것이 원칙이고, 만약에 개인 일정이 있는 날에는

한 달 전에 미리미리 오프 날짜를 신청해서

근무 스케줄을 조정 할 수도 있습니다.

그렇다고 해서 많은 날을 신청하면 다른 팀원들에게도

피해가 가기 때문에 꼭 필요한 날을 선택해 신청하면 됩니다.

(신입간호사 시절에는 윗 선생님들의 눈치 보느라 신청을 잘 못하지

만, 년차가 올라갈수록 편하게 신청 할 수는 있으며 중요한 것은 서로

말 안 해도 서로를 배려하는 마음이 꼭 필요합니다.)

요즘은 데이번 고정근무, 이브닝번 고정근무, 나이트번 고정근무 등

아예 고정근무를 선호하고, 본인이 하고 싶은 근무에 맞게

선택하여 스케줄을 조정 받을 수 있고,

채용 시에 고정 근무자를 별도로 채용하기도 합니다.

병원이라는 환경은 조용하고 평화로운 환경이 아닙니다.

환자의 최전방에서 전쟁터를 방불케 할 만큼

업무가 바쁠 때도 많이 있고, 예상하지도 못했던 갑작스럽게

일어나는 돌발 상황과 응급상황에도 자주 부딪히게 됩니다.

아픈 환자들을 간호하고 교대근무를 하려면

간호사 본인이 먼저 건강해야 합니다.

평소에 간호사 스스로 컨트롤하는 체력관리능력도

매우 중요한 부분입니다.

간호사도 의사처럼 자기가 원하는 파트에서 일할 수 있나요? ▼ 🔍

간호사선생님들도 의사선생님들처럼
본인이 좋아하는 전문 파트에서
전문가로 일을 할 수가 있는 건지 궁금합니다.
본인의 적성에 맞고 원하는 파트에서
간호사로 전문가가 될 수 있나요?

ㄴ, 네~ 그럼요.^^ 충분히 가능합니다.

이미 선진국에서는 전문간호사를 제도화하여

활성화와 정착이 되어 있습니다.

한국의 간호계에 전문간호사 제도가 도입이 된 시기는 2003년이며,

2006년에 처음으로 전문간호사 시험이 시행되었습니다.

특히 미국은 전문간호사 제도가 더 잘 시행되고 있는데

미국이라는 나라 안에 법적제도장치가 잘 되어 있어

미국의 전문간호사들은 본인만의 간호클리닉을 개설하여

환자를 관리하고 케어하고 있습니다.

미국 국민들 사이에도 이 간호클리닉에 대한 인식과 호응도가

좋아 많은 환자들이 전문간호사들에게 케어를 받고 있다고 하며,

전문간호사의 경우에 페이도 높아 돈도 많이 벌 수 있다고 하네요.

우리나라도 머지않아 미국의 간호클리닉 시스템을 벤치마킹하여

한국 전문간호사들이 법적으로 본인만의 간호클리닉을 개설할 수

있는 법적 제도 장치가 도입이 된다고 합니다.

이 제도가 생기면 한국의 전문간호사들도 본인만의 클리닉을

개설하여 케어할 수 있게 되는 날이 올 것 같습니다.

우리나라 의료법 제 78조에 전문간호사가 제도가 있습니다.

전문간호사는 최근 10년 이내에 해당분야에서 3년 이상 근무한 실무

경험과 보건복지부 장관이 인정한 간호교육기관(간호대학원)에서 해

당 전문간호사 과정을 이수하여 보건복지부 장관이 인정하는 전문간

호사 자격을 취득한 자를 말합니다.

이 조건을 갖추게 되면 본인이 적성에 맞는 파트에서

전문간호사가 될 수 있습니다. 예를 들어,

응급실에서 3년 이상~10년 이내의 해당분야 경력을 갖고,

예를 들어, 응급전문간호사가 되고 싶으면, 응급전문간호사 과정을

양성하는 간호대학원에 입학하여 공부를 하면 되고,

간호대학원을 졸업하기 전에 보건복지부 장관이 인정하는

응급전문간호사 과정 시험에 응시하여

전문간호사 자격증을 취득하면 됩니다.

전문간호사 자격증은 객관식 5지선다형의 1차 필기시험과

2차 실기시험. 이 두 가지의 시험을 치르게 되는데

1차, 2차 점수의 과락이 있으면 불합격 처리가 됩니다.

전문간호사가 되려면 해당분야에 있어서

매우 전문적인 지식과 시뮬레이션 능력이 완벽하여야 합니다.

제 경우는 가정전문간호사를 준비하고 있습니다.

환자가 꼭 병원에만 계시는 게 아니라 가정에도 환자분이

계시기 때문에 가정 방문이 필요한 환자분에게 집으로

직접 찾아가 환자 개별 특성에 맞는 간호행위를 하게 되는 거죠.

어느 정도의 가정간호 경험을 쌓은 뒤에 저만의 가정간호센터를

오픈하는 계획도 구상하고 있습니다.

분야별 전문간호사 중에 가정전문간호사가 제일 처음 생겨났고,

현재 가정전문간호사의 수도 통계상 제일 많습니다.

일반간호사에 비해 전문간호사는 본인의 업무 영역에서 매우

Professional 하게 근무를 하고 있습니다.

전문간호사는 일반 간호사선생님들을 지도하거나

일반간호사선생님들이 하지 못하는 어려운 스킬들을

척척 해내기도 하고, 어떤 의료기구들의 작동법 등을

미리 익혀서 가르치기도 합니다.

이와 같은 이유로 전문간호사들은 많은 지식과

실무 스킬 능력을 잘 갖추고 있어야 합니다.

일선 실무에서 전문간호사들은 업무에 있어서도

Professional 하게 일하고 있는 것에 큰 자부심을 갖고 있습니다.

업무에 대해 매우 만족스러워하고 있고, 환자분들의 만족도도

매우 크다고 할 수 있어 전문간호사 제도가 정착되고 있습니다.

현재 전문간호사의 업무에 대해 법적인 제도장치가 미비하여

국회에서 의료법 중에 전문간호사법을 개정 발의 중에 있습니다.

현재 13개의 분야별 전문간호사의 영역이 있는데

추후 점차적으로 그 분야가 법적으로 계속 확대될 예정입니다.

분야별 전문간호사의 13 종류 *(대한간호협회 홈페이지에서 발췌)*

1) 가정전문간호사

가정간호사는 1990년 의료법 시행규칙에 의해 만들어졌으며 환자가 있는 가정에 방문하여 조사 및 심사를 통해 가정간호 계획을 수립하고 간호서비스를 제공한다. 병원, 보건소, 장기요양기관, 건강보험공단 등 지역사회와 재가서비스 분야에서 중추적인 역할을 하고 있다. 특히, 의료기관 가정간호사업은 병원 퇴원환자를 포함해 거동이 불편한 만성질환자 및 노인, 장애인의 가정을 방문하여 전문적인 의료서비스를 제공한다.

가정간호사회 홈페이지 (www.hcna.or.kr)

2) 감염관리전문간호사

병원 내 감염을 예방하고 관리하기 위해 감염 여부를 조사하고 예방계획을 수립·실시하며 감염관리 규정, 지침, 정책 등을 마련한다. 감염 유행 시, 직원의 감염원 노출 시, 병원 환경관리 시 역학조사를 실시한다. 감염유행의 원인을 파악하고 감염 예방조치를 실시, 관리대책, 감염관리 규정·지침·정책 등을 마련한다.

대한감염관리간호사회 홈페이지(www.kaicn.org)

3) 노인전문간호사

노인전문병원, 의료복지기관, 요양원 등에서 노인의 건강관리와 병세호전을 위해 간호계획을 수립하고 각종 프로그램을 진행하며 노인을 간호한다. 노인의 건강관리 및 병세호전을 위한 각종 재활치료 및 치료프로그램을 진행하거나 노인들의 유연한 진행을 돕니다. 노인의 응급처치 및 건강관리, 질병예방 등을 담당한다.

노인간호사회 홈페이지(www.kgna.kr)

4) 마취전문간호사

마취시행에 필요한 장비와 물품을 준비해 환자에게 마취를 시행, 비정상적인 환자의 반응에 대처하고 마취 회복 시 위험 증상을 관찰하고 예방한다. 환자의 상태를 분석하여 간호진단을 내린다. 마취 간호 진단에 근거하여 응급 상황을 고려한 마취계획을 수립하고 마취를 준비한다. 환자의 반응에 대처하며 적절한 마취간호를 제공한다.

마취간호사회 홈페이지(www.korea-ana.co.kr)

5) 보건전문간호사

보건전문간호사는 지역사회 주민과 기관을 대상으로 질병예방, 보건교육, 건강증진을 위한 사업을 계획하고 실시하며 평가한다. 안전관리, 사고관리, 감염관리, 환경관리 등 보건 대상자에게 영향을 미치는 환경적 건강 문제를 확인하고 해결 방안을 모색한다. 개인, 가족, 지역사회 대상자의 질병예방, 보건교육 사업 및 증진 사업 계획 등을 수립한다.

보건간호사회 홈페이지(www.kphn.org)

6) 산업전문간호사

산업전문간호사는 사업장 건강관리실에서 근무하며, 근로자의 건강관리와 보건교육, 작업환경 및 위생 관리, 사업장 안전보건체계 수립 등을 담당한다. 근로자와 가장 가까운 곳에서 근로자의 건강을 돌보며 근로자 건강증진에 핵심적인 역할을 수행한다.

한국산업간호협회 홈페이지(www.kaohn.or.kr)

7) 응급전문간호사

응급환자를 대상으로 환자의 상태에 따라 응급시술 및 처치를 시행한다.

병원응급간호사회 홈페이지(www.kena.or.kr)

8) 정신전문간호사

여러 가지 방법을 활용하여 정신 간호 대상자의 스트레스를 완화시키고 관리하며 약물 및 심리치료법을 이용하여 환자를 간호한다.

정신간호사회 홈페이지(www.kpmhna.or.kr)

9) 종양전문간호사

암 예방 및 관리 정책 관련 교육을 진행한다. 암환자에게 필요한 상담과 교육을 담당하며 간호가 필요한 환자에게 간호서비스를 제공한다.

대한종양간호학회 홈페이지(www.kons.or.kr)

10) 중환자전문간호사

중환자를 대상으로 간호를 제공하고 신체검진 및 진단 결과를 해석하여 적정한 간호계획을 수립하고 간호를 수행한다.

병원중환자간호사회 홈페이지(www.kacn.or.kr)

11) 호스피스전문간호사

임종을 앞둔 말기 환자의 삶의 질을 향상시키기 위해 신체적, 정서적 안정을 도모하고 통증조절 및 증상완화를 위한 간호를 진행한다.

한국호스피스완화간호사회 홈페이지(www.hospicenurse.or.kr)

12) 아동전문간호사

유아, 아동, 청소년에 이르기까지 의료서비스에 대한 거부감을 없애고 최상의 진료를 받을 수 있도록 한다.

한국아동간호학회 홈페이지(www.childnursing.or.kr)

13) 임상전문간호사

환자에게서 나타나는 신체 및 정신적인 증상과 환자가 경험하고 있는 질환에 대한 과거 및 현재 관리와 질병 과정 및 합병증과 관련된 임상증상을 수집한다. 임상 문제와 관련하여 신체검진을 진행하며 검사결과를 해석하고 지속적으로 주시하며 임상적 문제를 판단한다. 임상 증상을 관리하고 치료에 참여하며 약물요법을 적용시킨다.

병원간호사회 홈페이지(www.khna.or.kr)

간호장교가 되려면 어떻게 해야 하나요?

저는 현재 고등학교 2학년 여고생인데요.
제 꿈은 간호사 중에서 간호장교가 되는 거예요.
간호장교가 되려면 어떻게 해야 하나요?

└→ 간호장교는 군대에 소속되어 군병원 및 군 내 다양한

의무관련 기관에서 간호 및 의무 관련 업무를 담당하는 장교로

대한민국 여군에서 가장 큰 비율을 차지하고 있습니다.

공군, 육군, 해군의 간호장교가 될 수 있고,

남성과 여성 모두가 간호장교가 될 수 있습니다.

간호장교가 되는 두 가지 방법은

일반 4년제 대학 간호학과를 졸업하고

간호사 면허증을 취득한 뒤, 간호장교로 임관하는 경우와

국군간호사관학교를 졸업하고 간호장교로 임관하는 방법 등

두 가지가 있습니다.

간호장교는 성별에 관계없이 군대에 관심과 적성이 맞으면 가능하며,

국군병원에서 근무하거나 군사학교, 또는 파병을 나가기도 합니다.

저의 여자 후배도 현재 공군장교로 군에서 장병들의 건강관리를

책임지는 장교로 근무 중인데, 여자 후배가 너무 멋지게

보이더군요. 제복도 멋지고요^^

간호사도 공무원이 될 수가 있나요?　　　　　　　　　　　▼ 🔍

간호사도 공무원이 될 수가 있나요?
공무원이 되면 어디에서 일을 하나요?

↳ 간호사 또는 조산사 면허를 소지하고

공무원 시험에 합격하면 8급 간호직 또는 보건직 공무원이

될 수 있습니다.

공무원이 되면 전국 보건소와 보건지소, 지방자치단체 등에

근무 할 수가 있으며, 주요업무로는 지역주민의 질병예방과

건강증진을 위한 사업, 정신보건, 모자보건, 노인보건 등의

업무를 수행하게 됩니다. 단, 나라에서 인정하는 시립병원에서

3년간의 3교대 임상 실무 경험을 쌓은 후에 보건소로

발령받게 됩니다.

간호사라면 대부분 누구나 한번쯤은 공무원이 되고 싶다는

생각을 해 봤을 것 같아요. 저 또한 안정적이고, 교대 근무를

하지 않아도 되고, 연금도 받을 수 있는 공무원을 해볼까? 라는

생각을 했었던 때가 있었고 주변 친구들도 공무원 시험을

준비한 친구들이 많았습니다.

공무원은 안정적이고, 복지 조건(연금) 제도가 잘 되어 있어서

지금도 공무원 준비를 하는 많은 수험생들이 있어요.

간호사가 되기 위해서는 꼭 이과를 가야 되나요? ▼ 🔍

간호사가 되기 위해서는 꼭 이과를 가야 되나요?
제가 문과인데 문과여도 간호대에 갈 수 있나요?
간호사가 되기 위해서는 이과를 가야 한다는
얘기를 들어서 궁금합니다.

└→"제가 문과인데 간호대에 갈 수 있나요?"

"간호대는 이과 아니예요?"

제가 고등학생들에게 제일 많이 받고 있는 질문입니다.

간호학이란 학문은

문과와 이과의 성격을 모두 고루 갖추고 있는 학문이죠.

문과나 이과나 상관없이

문과여도 이과여도

모두 간호대에 지원이 가능합니다.

다만, 이과여서 좋은 점은

간호학이 이과의 성격이 있는 부분이라

이과라면 간호학을 공부하는 조금 더 도움이 될 것 같아요.

문과여도 이과여도 간호대 입학이 가능하니

우선 현재 학업에 중시하여 충실히 열심히 공부하시기 바랍니다.

남자도 간호사가 될 수가 있나요? ▼ 🔍

남자도 간호사가 될 수 있나요?

└→ 제가 간호대학을 다닐 때만해도 간호학과에

남학생의 비율이 여학생들에 비해 매우 소수이었는데,

예전에 비해 점차적으로 간호대학에서 또는 병원에서

남자간호사분들을 많이 볼 수가 있어요.

10여 년 전에 병원에서 환자분들이나 보호자분들이

"남자가 간호사도 하네." 라며

남자간호사를 신기하게 보셨던 분들이 많이 계셨었습니다.

하지만 요즘은 남자간호사를 간호사 또는 의료인으로 보며

남자도 간호사라는 직업을 갖는 것에 대한 선입견을 갖지 않고,

오히려 남자간호사를 선호하시는 환자분들도 계십니다.

얼마 전까지만 해도 간호사란 직업이

여성의 전문 직업으로 인식이 되었었지만,

요즘에는 남자간호사의 숫자가 통계적으로 1만 명이 넘었고

간호사라는 직업은 여성만의 직업이 아닌 남성과 여성 모두가

할 수 있는 전문직이기 때문에 점차적으로 남자간호사의 숫자가

점점 증가 할 것이라는 생각이 듦과 동시에

실제로 늘고 있는 추세입니다.

제 선배님, 후배님 중에서도 응급실수간호사로 수술실간호사로

또는 간호학출판사의 대표 등 다양한 파트의 간호현장에서

간호사로서 멋진 활약을 펼치고 있는 모습을 보면

자랑스럽기도 하고 대견스러우며 든든합니다.

남성간호사를 선호하는 파트도 있고

남성간호사가 필요하다고 느낄 때도 있죠.

여성간호사이냐? 남성간호사이냐? 라는 성별의 구분은

중요한 것이 아닙니다.

올바른 성품을 지니고 지식과 역량을 갖추어

환자분들에게 꼭 필요한 간호사가 되는 것이

제일 중요한 것이라고 생각합니다.

간호사는 없어서는 안 될 꼭 필요한 직업으로 남자,

여자 구분이 없습니다.

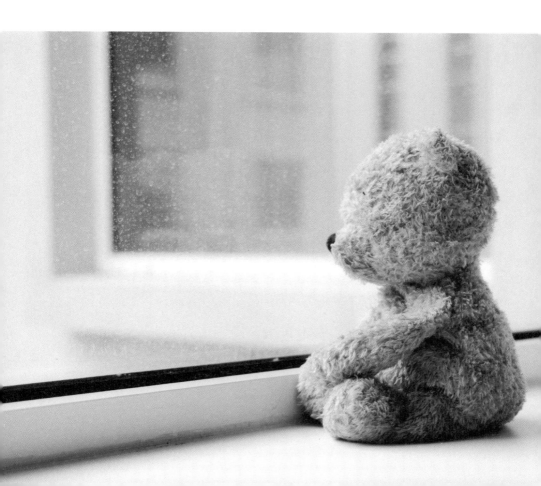

간호사랑 간호조무사는 무슨 차이가 있나요?

간호사랑 간호조무사는
무슨 차이가 있나요?
간호사가 되려면
어떤 과정을 거쳐야 하나요?

간호사(RN: Registered Nurse) : 등록(면허) 간호사

간호조무사(AN: Assistant Nurse) : 간호 보조 인력

└→ 간호사(RN)와 간호조무사(AN)의 차이를
궁금해 하는 학생도 있고 이 또한 질문이 많습니다.

쉽게 말씀드리면
간호조무사는 간호사를 보조하는 '간호 보조 인력' 이에요.

그렇기 때문에 간호조무사는
업무에 다소 제약을 받을 수 있으며,
간호사와 간호조무사라는
서로 완전히 다른 별개의 직업이죠.

간호사가 되기 위해서는 4년제 대학교의 간호학과를 나와서
보건복지부 장관이 인정하는 간호사 국가고시 시험에 반드시

합격해서 간호사면허증을 받아야 하지만

간호조무사가 되기 위해서는

(간호 특성화 고교, 간호조무사 양성 간호학원) 과정을 거쳐서

보건복지부장관이 발행하는 간호조무사 자격증을

취득하면 됩니다.

이렇듯 간호사와 간호조무사는 법적으로 틀린 직업이며,

각각 다른 직업이고, 하는 일이 틀리고,

취업 할 수 있는 곳도 틀립니다.

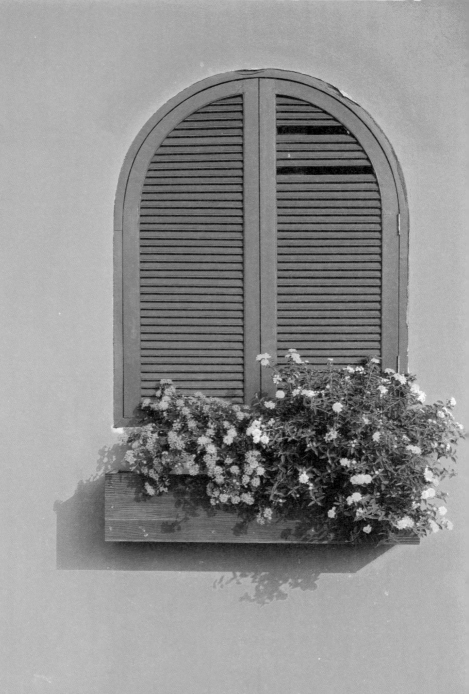

해외에서도 간호사로 일을 할 수가 있나요?

해외에서도 간호사로 일을 할 수가 있나요?
저는 미국에서 미국간호사로 일을 하고 싶어서
이 부분에 특히 관심이 많습니다.

↳ 물론 해외 취업도 용이합니다.

미국, 호주, 캐나다 등 타국의 간호사로 해외 취업이 활발히

이루어지고 있습니다.

예를 들어,

미국간호사가 되려면

한국간호사면허증을 소지한 후

미국 간호사 면허 시험에 합격하여

두 가지의 면허를 소지해야 하며,

혹은 해당국가의 간호대학을 졸업하고

간호사 시험에 합격해야 하는 나라도 있습니다.

다만, 국가별로 조금씩 기준이 틀리므로 관심 있는 나라에

어떤 자격요건을 갖춰야 하는지 꼭 확인해야 합니다.

간호사 수요가 가장 많은 곳은 미국이며, 제가 아는 많은 간호사는

미국에 있는 병원이나 널싱홈(Nursing Home_요양원) 등에

취업하여 미국간호사로 일하고 있는 친구들도 많이 있습니다.

한국에서 일할 때보다 좋은 점은

한국보다 선진국화 되어 있는 의료 환경에서

의료 지식도 많이 쌓고,

본인이 원하는 날에

근무 스케줄이 쉽게 조정이 가능하며,

한국에서 일할 때보다 급여가 몇 배로 높아서

돈도 많이 벌수가 있다고 합니다.

미국의 경우는

한국보다 간호사의 대우가 매우 높기로 유명합니다.

의사보다 간호사가 연봉을

더 많이 받는 사례들도 종종 들었어요.

2017년 갤럽 여론조사에서

가장 정직하고 윤리적인 직업인 1위로 간호사가 선정되었습니다.

해외 간호사로 관심이 있는 경우에는

외국어 실력을 반드시 갖추고,

해당 국가의 간호사 면허증을 취득한다면

해외 진출도 보다 쉽게 가능합니다.

간호사들끼리 텃세도 심하다고 들었는데 사실인지 궁금해요?	▼	

간호사는 군대 조직처럼
군기(?)와 체계가 강하다고 하고,
간호사들끼리 텃세도 심하다고 들었는데
사실인지 궁금합니다.

└→간호사는 생명을 다루는 일을 하기 때문에

위계질서(소위 말하는 군대)같이 나이, 학력과는 상관없이

간호사 경력 년차 수가 높을수록 센 파워를 갖게 되죠.

간호사는 다른 직종과 달리 연차가 높아질수록

그만큼의 능력을 인정받게 되어 간호업무 뿐만 아니라

제가 있는 병원의 경우는 질향상위원회, 교육위원회 활동 같은

병원 내의 위원회 활동 및 간호 행정적인 업무까지 하게 됩니다.

(이런 부분은 기관별로 시행하는 것이기에 다 하는 건 아닙니다.)

조직 문화에 따라, 파트에 따라

분위기도 제각기 다르기 때문에 좋을 때, 나쁠 때도 있겠지만,

그것은 조직의 구성원들이 만들어가기 나름인 것 같아요.

항상 근무시간 내에는 어떤 상황이 생길지 몰라 긴장감을 가지고

정신을 바짝 차리게 되는 것 같아요.

14년이 되어가지만 저도 모르게 작은 에러라도

용납하지 않도록 항상 냉철함과 긴장감으로 무장하게 됩니다.

TV에서 간호사의 임신순번제라는 내용을 다룬

프로그램을 보면서 너무 아쉽고, 속상했었습니다.

조직 내에서 그 조직의 분위기와 문화에 맞게

구성원간 마찰이 일어나지 않도록

서로 조금만 감정을 조절하여 배려하는 것이 중요합니다.

당시 순간에는 화가 날지라도

지나고 보면 별거도 아닌 작은 일에 마찰이 생기는 것이라

시간이 지나고 나면 꼭 후회를 하게 되는 것 같아요.

저는 후배 간호사가 잘못을 저질렀을 때,

다시는 똑같은 실수를 하지 않도록 엄격하게 혼내는 편이지만

팀원들이 조직이나 업무에 대해 잘 적응하고

즐거운 분위기에서 일을 할 수 있도록

사기성을 저하시키지 않는 쪽으로 하는 편입니다.

긍정적인 분위기를 자주 만들려고 노력하고 있으며

때로는 따뜻하게 감싸 안아 주고 보듬어주는 타입입니다.

업무만 하기에도 벅차고, 몸도 고되는데

인간관계로 인한 스트레스로 힘들면

아마 간호사의 일을 아예 그만 둘 수도 있고,

이직률이 증가가 될 수 있습니다.

어디에서나 인품까지 갖춘

멋진 간호사로서의 자부심을 갖도록

이끌어 주려고 노력하고 있답니다.

간호사로 일하시면서 환자에게 주사를 놓을 때 무섭지 않으세요? ▼ 🔍

저는 겁이 좀 많은데,
간호사로 일하시면서
환자분들에게 주사를 놓을 때
무섭지 않으신지 궁금하네요.

└ 재미난 질문이에요^^

간호대 1학년 2학기 기본간호학 실습 시간에

처음으로 주사기를 만져 보았습니다.

두 명씩 짝을 이루어 주사 실습을 하고 실습 시험도 봤었는데

겁쟁이였던 저는 그 시간이 왜 이렇게 떨리고 무서웠던지요.^^

저도 모르게 너무 많은 긴장을 한 탓인지

교수님 앞에서 그만 실신을 하고 말았죠.

다행히 교수님과 동기들의 발 빠른 응급처치로

한 시간 가량 누워 있다가 안정을 되찾고 나서

얼마나 창피했었는지….

그런 경험을 겪고 나니 '내가 왜 겁쟁이처럼 쓰러졌었지?' 라는

추억이 떠오르네요.ㅎㅎ

정식간호사가 되어 병원에 입사해,

정맥주사를 놓으러 갔었을 때 당시 환자분께서

"주사를 한 번에 놔 주세요."라고 말씀 하시는데

초보간호사로서 속으로 얼마나 긴장되고 떨리고, 초조했었는지,

이마에서 진땀이 나더군요.

그 순간 '한 번에 아프지 않게 잘해야 될 텐데..' 라는

생각뿐이었습니다.

초보간호사이지만 제가 더 떨리고 자신감 없는 태도를 보이면

환자분이 더 긴장하실까봐.

"xxx님, 제가 아프지 않게 한 번에 잘 놔 드릴게요."라며

말씀 드리고, 자신 있게 주사를 놨는데

한 번에 성공이 되었었어요.

그때 마음속으로 얼마나 기뻤었는지….

병실을 나오는데 자신감이 강하게 들더군요.

간호대학 학생 때, 실습과목 중에 주사실습을 하는 시간이

제일 무서웠지만 실제로 간호사가 되어 주사를 놓으면서

많은 경험을 통해 이젠 단련이 된 것 같아요.

해부학적인 혈관의 위치 등을 이론적으로 완벽히 공부하고,

실무 스킬 경험이 많아질수록 자연스럽게 손에 익숙해지면서

잘할 수 있다는 자심감이 상승하게 되는 것 같아요.(처음부터 잘

하는 사람이 어디 있겠어요?

시간이 지나면 다 자연스럽게 잘하게 됩니다.)

어떨 때는 한 번에 성공하지 못하고

잘 안될 경우도 있긴 해요.

그렇다고 해서 자신감을 잃으면 안 됩니다.

처음부터 잘 하는 사람은 없습니다.

늘 집중해서 최선을 다하면 됩니다.

"오늘 병원에 갔는데

간호사가 여러 번 찔러서 너무 화가 났었어요."

라는 말을 아주 가끔씩 들을 때마다 속상합니다.

간호사는 기본적으로 주사를 놓는 부위, 우리 몸의 해부학적인

혈관의 위치도 정확히 잘 알고 정확한 부위에 주사를 해야 합니다.

간혹 "주사를 한 번에 잘 놓는 다른 간호사를 불러 달라."라는

환자분들도 계십니다.

주사 바늘에 찔리면 아프고, 공포스럽죠.

최대한 이완한 몸 상태에서 아프지 않게 놔 드리려고

저희 간호사들도 최선을 다하고 있습니다.

이것이 얼마나 어렵고 고도의 의료 기술인데 말입니다.

주사만 잘 놓는다고 간호사가 아니고

간호사는 주사만 놓는 일을 하는 것도 아닙니다.

대학 시절 실습을 통해서 배우긴 하지만

실질적으로 병원에서 일하다보면

다양한 케이스의 환자들을 만나게 됩니다.

배에 칼이 찔려서 실려 오는 경우,

피가 철철 흘러넘치고 온몸에 피가 범벅 되어 오는 경우,

우리 몸의 장기가 몸 밖으로 배출되어 실려 오는 경우,

실신한 상태로 실려 오시는 경우... 등

다양한 환자분들을 보면서 간호사는 다른 사람보다

더 강하고 담대해야 하는 것 같아요.

내가 맡은 그 환자분의 총체적인 인생의 삶.

즉 그 환자의 전반적인 삶을 앎과 동시에

대상자를 이해하고 보듬어 주는

따뜻한 온기를 나눌 수 있는 간호사가 돼야 한다라는

생각이 듭니다.

플로렌스 나이팅게일에 대해 알고 싶어요. ▼ 🔍

플로렌스 나이팅게일에 대해 알고 싶어요.

└→'백의의 천사'로 통하는 플로렌스 나이팅게일은

영국 간호사이고, 현대간호의 창시자입니다.

나이팅게일은 전쟁터에서 부상자들을 헌신적으로 돌보며

간호한 간호계의 역사적인 개혁의 인물입니다.

어릴 적, 그 분의 헌신적 노력을 책으로 접한 분도 많을 거예요.

건강을 위해 깨끗한 물과 공기, 적절한 배수, 청결, 소음의 중요성과

감염관리, 손씻기의 중요성의 이론을 강조하였습니다.

플로렌스 나이팅게일 Florence Nightingale

영국의 부유한 가정의 딸로, 부모가 이탈리아 여행 중 이탈리아의 피
렌체에서 출생. 영국과 독일에서 간호사 교육을 받았다. 1844년 이후
의료시설에 강한 관심을 가지고, 유럽·이집트 등지를 견학. 귀국 후
정규 간호교육을 받고 런던 숙녀병원의 간호부장이 되었다. 1854년
크림전쟁의 참상에 관한 보도에 자극되어 38명의 간호사를 데리고
이스탄불의 위스퀴다르로 가서 야전병원장으로 활약하였다. 간호사
직제의 확립과 의료 보급의 집중 관리, 오수 처리 등으로 의료 효율을
일신하여 '광명의 천사'로 불렸다. 귀국 후 1856년에는 빅토리아 여왕

에게 직접 병원개혁안을 건의한 바 있고, 1860년에는 나이팅게일 간호사양성소를 창설하여 각국의 모범이 되었다. 그 후 의료구호제도에 관해 영국 육군을 비롯하여 국내의 각 조직 및 외국 정부로부터의 자문에 응하였다. 저서로 《병원에 관한 노트》《간호노트》가 있는데, 각국어로 번역되어 간호법이나 간호사 양성의 기초가 되고 있다. 국제적십자에서는 '나이팅게일상(賞)'을 마련하여 매년 세계 각국의 우수한 간호사를 선발, 표창하고 있다. '나이팅게일 선서'는 간호사의 좌우명으로 유명하다.

출처 : [네이버 지식백과] 플로렌스 나이팅게일 [Florence Nightingale] (두산백과)

나이팅게일 선서문은

나이팅게일 선서식을 할 때 사용하는 선서문입니다.

〈나이팅게일 선서문〉

1. 나는 일생을 의롭게 살며 전문간호직에 최선을 다할 것을
   하나님과 여러분 앞에 선서합니다.

2. 나는 인간의 생명에 해로운 일은 어떤 상황에서나 하지 않겠습니다.

3. 나는 간호의 수준을 높이기 위하여 전력을 다하겠으며
   간호하면서 알게 된 개인이나 가족의 사정을 비밀로 하겠습니다.

4. 나는 성심으로 보건의료인과 협조하겠으며
   나의 간호를 받는 사람들의 안녕을 위하여 헌신하겠습니다.

간호사 일을 하면서 기억에 남는 환자분은 어떤 분이셨나요? ▼ 🔍

간호사 일을 하면서 기억에 남는
환자분이 있으실 것 같은데
어떤 환자분 이셨나요?

↳ 간호사 일을 해 오면서 셀 수 없이 많은 환자분들을

만났던 것 같아요. 일일이 환자를 전부 기억 할 수는 없지만,

특히 기억에 남는 분들이 몇몇 분 계시기도 합니다.

희로애락이 펼쳐진 가운데 순간순간 기쁘고, 슬프고, 즐겁고,

힘든 일들도 참 많이 있었던 것 같고, 보람되고 감동적인 순간도

많았어요. 제가 겪었던 에피소드들 가운데 제 기억 속에 잊지

못할 기억들이 있어요.

어떤 환자분은 생명을 잃어가는 순간에 생명을 얻어가고,

불구 장애가 될 것 같은데 또 건강을 되찾아 가는 순간이

있습니다. 수많은 환자분들을 많이 만났었지만

그 중에서도 저는 간호사로서 첫발을 내딛었을 때의 환자분이

제일 기억에 남습니다.

호흡기 내과병동 간호사로 발령 받은 지 얼마 되지 않았을 때,

담당간호사로서 맡고 있었던, 당시에 폐암 2기의 진단을 받고

입원치료 중이던 중년의 남자환자분이 병원 복도에서 갑작스럽게

의식을 잃고 쓰러지셨었어요. 당시에 호흡과 맥박이 정상보다
매우 빠르게 측정되었고, 위급한 응급 상황이 있었습니다.
당시 저는 이제 막 대학교를 졸업한,
우리병동에서 막내 신규간호사였기에 응급상황에서
'지금 뭘 해야 하지?' 순간 당황을 해서 머릿속이 하얘지고,
이마와 손에서 땀이 흐르며 당황했던 적이 떠오릅니다.
정말 1분 1초의 시간이 환자분에게는 긴박한 순간이 있었고,
환자분에게 무슨 일이 생기는 건 아닐까? 생각만 해도 아찔했던
그때, 다행히 선배간호사 선생님들의 도움으로 인해
그 응급 상황에서 환자분은 다행히 빠른 처치를 받으시고
건강을 회복하셨지요. 그때의 순간을 생각하면
아직도 아찔합니다.

신입간호사 시절을 거쳐 간호학에 대해 더 많은 공부를 했고,
다양한 케이스의 환자분들을 간호하면서
응급상황에 대한 롤플레이와 시뮬레이션 훈련도
틈틈이 교육받고 있습니다.

매 순간순간 긴장감을 놓치지 않으려는

자세로 임하고 있습니다.

언제 어디서 어떠한 응급상황이 생길지 모르는

긴박한 순간에 실수 없이 잘 대처를 하여

생명을 살리는 일에 기여하고자

지금도 매사 전략적인 계획을 세워 공부하고 있고,

한국 간호계의 발전과 역사에 기여하고자

늘 최선을 간호사가 되고 싶습니다.

| 힘든 환자를 만났을 때, 선생님만의 대처 노하우 방법이 있으신가요? | ▼ | 🔍 |

힘든 환자를 만났을 때
너무 힘드실 것 같아요.
선생님만의 대처 방법이 있으신가요?

└→ 저는 먼저 환자분의 이야기를 충분히 듣고

'환자분이 저를 믿고 신뢰하셔도 된다.' 라는

공감대를 형성하기위해 노력합니다.

제가 타인들로부터 항상 자주 듣는 말이

'경청을 잘 해준다.' 라는 소릴 자주 듣는 편인데,

특히 병원에서 일을 할 때에는

더욱 더 아픈 환자분들의 입장에서 생각을 하고 있어요.

심신이 약해지고 아프면

짜증도 나고, 화도 나고, 감정이 예민해 질 수 있기 때문에

자주 환자의 입장이 되려고 하죠.

내 가족이라고 생각하고 사랑하는 마음으로

항상 환자분들이나 의료진 모든 사람들을 존중해야 합니다.

(모두가 귀한 분들이고 누구 하나 소중하지 않은 사람은 없다고

생각합니다.)

신입간호사 시절, 사회 경험이 많이 없던 그 때,

왜 그렇게 서글펐었는지 많이 울기도 했었던 기억이 나네요.

요즘에는 병원에서 친절 서비스에 대한 부분이

매우 중요하기 때문에, 친절교육을 지속적으로 실시합니다.

그래서 그런지 친절한 서비스 마인드가

자연스럽게 익숙해져 있으며,

제가 속한 병원에서 이달의 베스트 친절간호사로

여러 번 뽑혀서 상을 받은 적도 있습니다.

사회 경험이 많아질수록 저만의 노하우가 생기면서

만나는 모든 분들과의 불찰이 생기지 않도록

먼저 잘 하려고 조심하는 마음가짐으로 대하게 됩니다.

간혹, 저도 사람인지라

때로는 상처를 입어 힘들 때도 있지만,

한발 뒤에서 그들의 입장이 되어 이해하려는 마음을 갖고

대하는 것도 좋은 유대 관계를 갖는 저만의 방법인 것 같아요.

말과 마음에도

발이 있고, 온도가 있다고 생각합니다.

남을 속상하게 했다면

부메랑처럼 돌고 돌아

결국 자신에게 되돌아오기 마련입니다.

적을 만들지 말고

내 편, 내 사람을 많이 만들어 가려고

저 또한 노력중입니다.

심적으로 힘들어하는 후배 간호사들에게

마음의 상처를 입지 않도록 두루두루 감싸 안아주는 선배가

되도록 하고 있으며, 아픈 환자들에게 마음의 치유까지 해주는

마음 따뜻한 간호사가 되어야 할 것입니다.

나중에 간호사가 되어서 해외 의료 봉사 같은 것을 갈 수 있나요?

저는 고등학교 2학년인 학생입니다.
나중에 간호사가 되어서
해외 의료 봉사 같은 것을 갈 수 있나요?

↳ 본인이 재직하고 있는 의료기관을 통해

연계된 곳이 있으면 해외의료봉사의 기회도 있고

참여도 가능하며, 국외뿐만 아니라 지역사회 내에

봉사 단체를 찾아보면 있는 곳이 몇몇 군데 있어요.

제가 아는 간호사선생님은 몇몇 단체를 통해서

타국으로 의료봉사를 장기간에 걸쳐 다녀온 적도 있습니다.

저의 경우에는 제가 다니는 교회를 통해서

의료 환경이 매우 취약한 해외 의료 봉사를

몽골로 두 차례 다녀왔습니다.

해외뿐만 아니라 국내에서도 주변 곳곳을 찾아보면

간호사의 손길이 필요한 곳이 있습니다.

저희의 재능을 기부할 수 있는 곳을 찾아보면

주위에 많은 것 같아요,

틈틈이 시간을 내어 재능기부를 통해 기여했는데

참 행복하고 뜻 깊은 일인 것 같아요.

간호사가 되는 과정과 간호사가 되려면 어떤 자격증이 있어야 해요? ▼ 🔍

간호사가 되는 과정이 궁금합니다.
간호사가 되려면
어떤 자격증이 있어야 하는지 알려주세요.

↳ 간호사가 되려면 반드시 간호학과를 졸업과 동시에

보건복지부 장관이 인정하는 간호사 국가고시에 합격하여

간호사 면허증을 취득해야 합니다.

정확히 말하면 자격증이 아닌 〈간호사면허증〉이고,

의료법에서 제시하는 법적 의료인 입니다.

의료법 제7조 (간호사 면허)

① 간호사가 되려는 자는 다음 각 호의 어느 하나에 해당하는 자로서 제 9조에 따른 간호사 국가고시 시험에 합격 한 후 보건복지부장관의 면허를 받아야 한다. 〈개정 2008.2.29, 2010.1.18, 2012.2.1〉
  1. 평가인증기구의 인증을 받은 간호학을 전공하는 대학이나 전문대학
  [구제(舊制) 전문학교와 간호학교를 포함한다]을 졸업한 자
  2. 보건복지부장관이 인정하는 외국의 제 1회에 해당하는 학교를 졸업하고
  외국의 간호사 면허를 받은 자

② 제 1항에도 불구하고 입학 당시 평가인증기구의 인증을 받은 간호학을 전공하는 대학 또는 전문대학에 입학한 사람으로서 그 대학 또는 전문대학을 졸업하고 해당 학위를 받은 사람은 같은 항 제 1호에 해당하는 사람으로 본다.〈신설 2012.2.1〉
[시행일 : 2017.2.2] 제 7조

서울이나 경기도에 있는 간호대로 가려면 수능 몇 등급 받아야 해요?	▼	🔍

고등학교 3학년 남자 학생입니다.

얼마 안 있으면 학교에서 학력평가를 봐요.

선생님과 상담을 했는데

수학 점수에 더 신경을 쓰라고 하시네요.

공대를 가야 할지?

간호대를 가야 할지?

아직 결정은 딱히 못했지만,

간호사가 되고 싶은 마음이 더 큽니다.

주변 분들의 얘기를 들으면

문과 말고 이과를 가야 한다고 하시는데,

간호대를 가려면 꼭 이과를 가야 하나요?

그리고, 수능 등급이 상당히 높아졌는데

서울이나 경기도에 있는 간호대학을 가려면

수능은 몇 등급을 받아야 안전할까요?

ㄴ, 아직 진로의 결단을 내리지는 못하셨군요.

진정으로 내가 어떤 것에 적성이 맞는지,

어떤 사람이 되어 어떤 일을 하고 싶은지에 대해

신중하게 많이 생각해서 좋은 판단하셨으면 좋겠습니다.

우선, 간호학과는 자연계열에 속하는 학과입니다.

인문계/자연계를 통합하여 선발하는 학교가 많이 있어요.

저도 고등학교 때 수학이 너무 어려워서

수학만 집중적으로 공부했었던 시절이 떠오르네요.

수학 점수가 다른 점수보다 부진하다 보니깐

신경도 쓰이고 가끔 스트레스도 많이 받았어요.

수학공부는 매일 조금씩 단원을 나누어 알 때까지 해서

그나마 조금씩 점수가 올랐던 것 같아요.

열심히 공부한 만큼 성적이 오르지 않을 때 제일 속상했죠.

다만, 요즘에는 일부 간호대 정시 입시 전형에서

수능시험 점수만을 100%로 하는 학교들이 많이 있기 때문에,

일단 수능 고득점을 받아야 합니다.

수능 1~2등급은 받아야

서울~경기권의 간호대에 입학할 수가 있습니다.

다른 학과에 비해 점수가 매우 높기 때문에

지금부터라도 공부를 잘하셔야 합니다.

제일 중요한 건 수능 점수죠.

과학(영어, 생물) 이런 과목을

다른 과목보다 잘 하면 잘 할수록

나중에 간호대에 들어가서

병리학, 약리학을 공부할 때 도움이 될 거예요.

뜻이 있는 곳에 길이 있다는 말이 있듯이

적성에 맞는 학과를 잘 선택하셔서 목표를 두고 공부하다 보면

길이 열리고 좋은 기회가 많으실 거예요.

열심히 공부해서 좋은 결과 있길 바라며,

차후에 저의 후배님이 되셨으면 좋겠습니다.

응원합니다. 파이팅!^^

간호사 하시면서 어려운 점과 그 어려움들은 어떻게 극복했어요?	▼	🔍

간호사 일을 하시면서
어려운 점은 없었나요?
사람들을 대하는 게 힘드실 텐데,
저는 벌써 생각만 해도 무서움이 밀려오네요,
어려움들은 어떻게 극복하셨나요?

└→ 간호사가 되고 나서 1~2년 동안은 힘들었어요.

병원에서 아픈 환자분들을 간호하고 난 뒤, 귀가를 했을 때

가족들도 제게 아픈 점을 토로했고,

친구들을 만났을 때도

제게 아픈 곳을 말하며 조언을 구했어요.

행복하고 즐겁게 살고 싶은데

모든 사람들이 제게 아픈 곳에 대해 토로하여

힘든 이야기만 나누게 되는 것이 큰 딜레마로 다가왔어요.

게다가 제가 담당했던 환자분이 사망하신 경우를 접할 때나

아픔과 슬픔, 죽음에 관한 안 좋은 소식을 직면할 때

많이 힘들었답니다.

그런 이유들로 1~2년 동안은 딜레마에 빠져서

이 일을 그만 둬야 하나 고민도 많이 했어요.

하지만 저는 사람을 천성적으로 좋아했고

제가 간호했던 환자분들이 회복되어가는 모습과

건강한 모습으로 퇴원하실 때,

또한 저의 간호를 받으시고 그에 대한 감사를

표해주실 때를 떠올리며 이 일이 항상 유쾌하진 않지만

사랑스럽고 보람차고 가치 있는 일이라고 생각하며

위기를 극복했답니다.

또한 병원은 돌발 상황과 응급 상황이 생길 수가 있어요.

간호사가 된 지 얼마 안 되었을 때는 응급상황이 발생했을 때

당황해서 아는 것도 생각이 나질 않던 적이 많았어요.

또한 환자마다 몸 상태와 증상이 다르니 대처법이 다양해져

힘들기도 했죠.

간호사는

생사의 갈림길에서 힘들어하시는 분들에게

정신적, 육체적, 사회적, 영적, 총체적인 면에서

케어를 해야 돼요.

그렇기 때문에 여러 부분에서 신경을 많이 쓰고 있습니다.

어느 직업이나 그에 따른 장점과 단점이 있는 것 같아요.

저는 남에게 이끌려서 선택한 직업이 아닌

본인이 스스로 선택한 일,

좋아하는 일,

적성에 맞는 일을 해야

그 직업을 오래오래 할 수 있고

어려움이 닥쳐와도 좋아하는 일이기 때문에

극복할 수 있을 거라 생각합니다.

포괄간호수가제라는 것은 무엇인가요? ▼ 🔍

뉴스를 보다 보니깐
'포괄간호수가제' 라는 걸 들은 것 같은데,
포괄간호수가제라는 것은 무엇인가요?

↳ 보호자 없는 병원, 즉 간호사와 간호조무사가

한 팀이 되어 환자를 돌봐주는 것으로

간병인이나 가족 대신 간호사가 중심이 돼

간병과 간호서비스를 제공하는 서비스를 말하는 것입니다.

즉, 간호사가 입원 병상의 전문 간호서비스를 24시간 전담하고,

간호조무사는 간호사와 함께 보조 역할을 수행해

개인적으로 간병인을 두거나

보호자가 환자를 돌보지 않고도

입원생활을 편안하게 유지할 수 있는 서비스입니다.

2013년 7월부터 2014년 12월까지 시행된

포괄간호서비스 시범사업에서는 하루 평균 7~8만원의

간병비가 소요됐지만 2015년 1월부터 포괄간호서비스에 대해

건강보험을 적용하는 시범사업이 시행되면서, 하루 간병료가

약 5,000원으로 줄어들었다고 합니다.

이 포괄간호서비스의 명칭은

2016년 4월 1일부터 간호·간병통합서비스로

변경되었습니다.

포괄간호수가제를 시행한지는 얼마 되진 않았지만

환자나 보호자분들의 만족도가 매우 높고,

이것을 시행하려는 병원의 숫자가 많아

정착화 되어 가는 추세이며,

이를 시행하는 병원의 간호사의 인력이

두세 배로 많이 필요하기 때문에

간호사를 많이 충원하고 있습니다.

실제적으로 포괄 병동에서

일하고 있는 간호사들의 업무 만족도는 높지는 않지만,

포괄간호수가제는 점차적으로 확대되어 가고 있습니다.

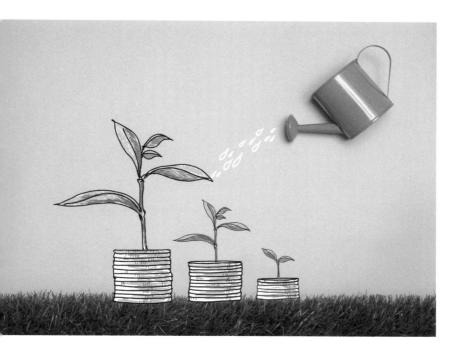

서울에 있는 간호대학교 이름이랑 부속병원 이름을 알려주세요. ▼ 🔍

서울에 있는 간호대학교 이름이랑
부속병원 이름을 알려주세요.

↳ 〈서울권〉

서울대학교 간호학과 - 서울대학교병원

연세대학교 간호학과 - 강남세브란스병원, 신촌세브란스병원

이화여자대학교 간호학과 - 이화여자대학교 부속 목동병원

고려대학교 간호학과 - 고려대학교 안암병원

가톨릭대학교 간호학과 - 가톨릭대학교 서울성모병원

중앙대학교 간호학과 - 중앙대학교 서울용산병원

한양대학교 간호학과 - 한양대의료원 서울병원

경희대학교 간호학과 - 경희대학교병원, 강동경희대학교병원

삼육대학교 간호학과 - 삼육대서울병원

| 간호사 자격시험 과목은 어떻게 되나요? | ▼ | |

간호사 시험은 과목이 어떻게 되나요?

↳ 간호사 국가고시는 8과목으로

기본간호학, 성인간호학, 아동간호학, 모성간호학, 정신간호학,

지역사회간호학, 간호관리학, 보건의료관계법규이며,

총점 330점으로 객관식 5지선다형의 필기시험입니다.

합격기준은 과목당 40점 이상,

전 과목 평균 60점 이상이며,

한 과목이라도 40점 미만이면 탈락하게 됩니다. (의료법 9조)

간호학과 졸업 후 간호사 외에 선택할 수 있는 직업은 무엇인가요?

간호사가 되기 위해서는
반드시 간호학과에 가야 하는 건가요?
간호학과를 졸업 후
간호사 외에 선택할 수 있는 직업에 대해서
말씀해 주세요.

ㄴ, 네~. 반드시 3년제, 4년제 정규 간호학과의

교육과정을 이수해야 간호사 국가고시 면허시험에

응시할 수 있는 법적 자격 요건이 됩니다.

현재 전문인 양성의 일환으로 간호대학은

3년제의 간호전문대학 과정이 없어지고

4년제 간호대학으로 통합이 되어가고 있는 추세입니다.

대부분의 간호사는

병원에서 근무를 하고 있으나

간호사 면허증을 갖고 있으면

종합병원이나 국공립병원 이외에

다양한 분야에도 폭넓게 진출이 가능합니다.

공무원 임용고시에 합격하면

전국 보건소, 보건지소, 보건진료소에서

간호직공무원이나 보건직공무원으로 근무 할 수가 있습니다.

간호대학에서 교직이수를 하고

보건교사임용고시에 합격하면

초,중,고등학교에서 보건교사가 될 수 있습니다.

기업의무실, 산업체 현장에서

근로자들의 건강관리나 보건교육을 하는

산업간호사, 조산사, 간호장교, 임상연구간호사,

장기이식코디네이터, 보험심사간호사, 항공간호사,

유전상담간호사, 의료소송간호사, 노인 전문 요양원,

너싱홈, 헬스케어 업종, 산후조리원,

소방공무원 (구급대원), 치매 주간 보호센터 간호사,

보험회사 의료담당 간호사, 국제모유수유전문가 등

간호사의 해외취업도 활발히 이루어지고 추세이며,

미국, 호주, 뉴질랜드, 캐나다 등 외국어 실력을 갖추거나

해당 국가의 간호사면허증을 취득한다면 해외 진출도 가능합니다.

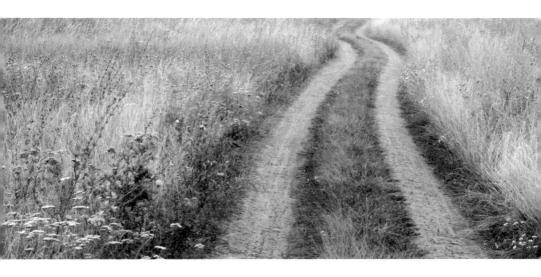

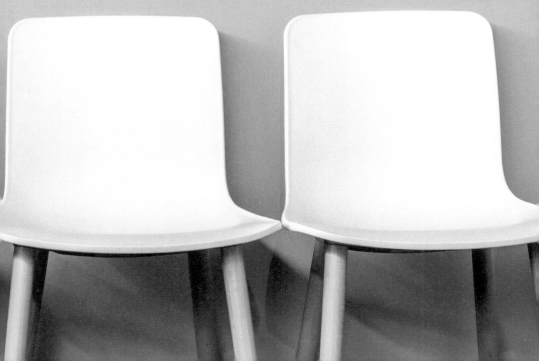

에 · 세 · 이 · #

어느 간호사의 25시

에·세·이 # 01

이

른

새벽에

기상하여 텅빈 지하철을 타고 데이 출근을 한다.

밤새 근무했던 Night-duty번 간호사에게 인수인계를 듣고,

간호사들과 함께 병실 라운딩을 한다.

어젯밤에 잠은 잘 잤는지? 밤새 어디가 아팠는지?

환자분들마다 진단명이 다르고, 호소하는 사항이 전부 다르지만,

오직 환자 한 분 한 분에게 집중을 하여 그들의 호소 사항을 듣고

즉시 호소 사항을 해결해 주며,

머리부터 발끝까지 몸의 구석구석 세밀하고 날카롭게 관찰을 한다.

간호 회진이 끝난 후, 간호데스크로 돌아와

그날 처방 된 의사 처방을 전산으로 확인하고 간호기록을 한다.

제일 중요한 업무 중에 바이탈 측정(혈압, 맥박, 호흡, 체온) 체크!

카트 위에 처방된 주사제들과 주사기 등 각종 필요 물품을 준비하여

병실로 향한다.

투약의 5R(Five Right)

정확한 약(right drug),

정확한 용량(right dose),

정확한 대상자(right patient),

정확한 투여경로(right route),

정확한 시간(right time)

에 따라서 각 환자에게 투약(경구, 주사제) 처치를 시행한다.

수술 스케줄이 있는 환자분은 수술 전 간호를 꼼꼼하게

시행 확인을 하고, 각종 검사 스케줄이 있는 환자분은

그에 따라서 검사 전 간호를 시행한다.

병원 환경이라는 게 평온한 환경이 아니라

마치 전쟁터를 방불케 할 만큼 언제나 너무 바쁜 환경인데,

가끔은 일이 끝나지 않아 점심 식사조차 먹을 시간 없이

정신없이 바쁠 때도 있고,

화장실을 갈 시간조차 없어 이리 뛰고 저리 뛰며...

퇴근 후 집에서 온몸이 녹초가 되어

뻗을 때도 종종 자주 있다.

하루하루 숨 가쁘게 열심히 일한 만큼

내가 담당했던 환자분들에게 더 집중을 하고

환자분들을 자주자주 관찰하고 간호하면

환자분들의 회복의 속도가

점차 빠르다는 것을 알게 된다.

갑. 작. 스. 레

"머리가 어지러워요, 배가 아파요,

자고 싶은데 잠이 안 와요." 등등

여기 저기 아프다고 호소하실 때마다

그에 따라서 적절한 처치와 맞춤 간호를 시행한다.

갑작스럽게 예상할 수 없는

응급상황과 돌발 상황들도

때와 장소를 가리지 않고 종종 일어난다.

어느 날 앰뷸런스를 타고 침대 카에 실려 온

젊은 남자 환자분이 계셨다.

계단을 내려가다가 발을 헛딛는 바람에

계단 아래로 구르면서 떨어져서

한쪽 다리에 골절을 당한 한 남성 환자분이 있었다.

절대 안정을 취하고 있었다.

일어나지도 못하고, 앉지도 걷지도 못한 상황!

침상에서 대, 소변을 해결하고 누워서 식사를 해야만 했다.

다리 부위의 통증이 심해서 진통제 주사를 의지하곤 했다.

며 칠 후 , 그 병 실 로 라 운 딩 , 그 환 자 .

"선생님! 다리가 부러져서 걷지도 못하고,

누워서만 지내는 것이 이제는 너무 지겹고, 힘들어요.

저는 언제쯤 걸을 수 있을까요?

아까 누워서 창밖을 바라보는데 이대로 못 걸으면 어떻게 하나? 하고

진짜 별별 생각들이 다 들었어요.

힘을 내야 하는데, 나는 영영 못 걸을까봐?

너무 무섭고, 불안해요.

저 못 걸으면 돈벌이도 못하고

창문 밖으로 뛰어 내려서 죽고 싶은 심정까지 들었어요."

내가 환자분을 위해 해 줄 수 있는 것 이라곤,

정규적으로 처방이 된 정맥주사와 근육주사를 처치하거나

경구 약물을 투약하는 것,

그리고 좀 더 편안한 환경에서 쉴 수 있도록 해 주는 것과

환자분의 호소사항을 듣고 함께 공감을 해 주는 것뿐이다.

자주 그 환자분의 입장이 되려고 했고,

환자분을 위해서 내가 해 줄 수 있는 것은 무엇일까?

생각하다가 웃음 치료 기법을 이용해

환자분에게 잠시나마 통증을 잊을 수 있게 하고,

긍정적이고 즐거운 마음을 갖도록 해 줘야겠다고 생각했다.

병실에서 웃음치료를 시행하며,

간호사로서 오직 환자분의 건강이 회복되도록

건강 유지, 증진을 위해 늘 노력하고, 연구하고

함께 하고 있다는 따뜻한 마음의 온기가 전해지곤 했었다.

어떤 환자는

사망 직전에 실려 와서 생명을 얻어가고,

어떤 환자는

평생 반신불구가 될 수 있었는데

건강을 되 찾아가곤 한다.

죽음이라는 것이 늘 간호사의 가까이에 있는 것 같다.

얼굴에는 늘 웃음이 가득한 선한 인상과

생각만큼은 매우 진지하고,

마음은 겸손하고,

솔직 담백한 '나'라는 존재 자체가

나에게 그리고, 타인에게

영감을 주는 최고의 간호사가 되자.

에·세·이 # 02

자발적인 호흡을 하지 못해

인공호흡기라는 기계에 의해 의존하여

호흡을 하고 계셨던

나의 담당 환자분 이셨던

XXX님이 계셔야 할 자리에

XXX님이 안 계시는 거다.

무슨 일이 있었던 걸까?

데이 근무 간호사에게

XXX님의 사망 소식을 듣게 되었다.

비어 있는 빈 침상을 보는 내내

뭔가 말할 수 없는 슬픈 감정들에

마음이 편치 않았다.

간
혹,

내가 담당했던 환자분들이 사망하고,

사망선고가 선고 된 환자분들의

임종을 묵묵히 지켜 볼 때마다

이 마음을 어떻게 표현해야 할지…

죽음이라는 것이

간호사의 곁에 있다고 하지만

특별히 내가 담당했던 환자분들이

더 애착이 강한 마음에서 인지

죽음이라는 것을

잘 이해하고

받아들이기

힘들 때가 있다.

부 디 , 하 늘 나 라 에 서 편 히 쉬 세 요 .

에·세·이 # 03

파란 하늘 사이로 보이는

뭉실뭉실한 뭉개 구름들.

마치 초록색으로 물감이라도

색칠을 한 듯이

너무 예쁜 나무들 사이로

자연의 아름다움을 만끽하며

어디론가 여행이라도

떠나고 싶은 마음이지만,

나의 발걸음은 병원으로 향하고 있다.

오늘은 또 어떤 환자분들을 만나게 될까?

가슴이 설렌다.

간호는 사랑이다.

은 은 한 은 빛 사 랑 을 전 하 는 간 호 사 가 되 자 .

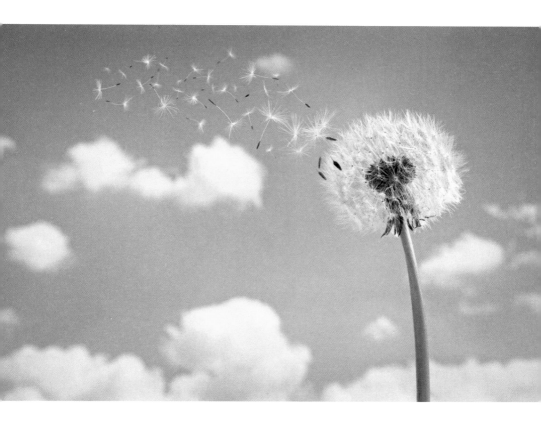

에·세·이 #04

응

급

실

로 발령받은 첫날.

응급실은 어떤 곳일까?

기대를 가득 품고 응급실 문을 박하게 열고 들어갔다.

첫 시작이 중요한 만큼이나 오늘 발령받은 첫날.

병원이라는 곳이 워낙 소문도 빨라서

간호사들 사이에서

"그 1년 차 간호사 잘 하더라" 라고

응급실 동료간호사들에게 인정받고 싶은 욕심이

가득 차올랐던 것도 잠시,

출근 하자마자 중앙 응급의료 전산망을 통해서

우리 병원 인근에서 대형 교통사고가 발생하여

응급 환자들이 권역응급의료센터인

우리 병원 응급실로 실려 오고 있다라는 얘길 듣자마자

의료진들은 응급환자를 처치할 것에 대비하여

각자 알아서 각종 의료장비들과 약품들,

기구들을 세팅하고 준비에 매진했다.

나는 사실 오늘이 첫날이라서

정말 무엇을 어디부터 뭘 어떻게 해야 하는 건지?

사실 잘 몰랐지만,

눈치껏 내 역할을 하며 선배, 동료간호사들과

호흡을 맞춰가기 시작했다.

나의 손과 발에 진땀이 나기 시작했다.

이윽고, 사이렌 소리가 계속 끊이질 않게

119 구급차로 지속적으로

많은 환자분들이 실려 오시기 시작했다.

심폐소생술이 필요한 환자들,

어떤 환자분은 온몸에 피가 범벅이 되어

피가 철철 흐르는 상태로 실려 온 환자.

실신 환자 등

정말 긴박하고, 위급한 상황이었다.

우리 응급실 공간은 꽤 큰 편인데

어느새 환자분이 누울 침대자리가 없을 정도로

응급실은 금세 붐비고,

더 이상 응급 환자를 수용 할 여력도 없이

마치 전쟁터 같이 너무 바빴었다.

"여기 CPR이요."

다 급 하 게 여 기 저 기 에 서 많 은 처 치 가 이 루 어 지 고 ,

우 리 는 생 명 을 꼭 살 려 내 야 한 다 는

투 철 한 사 명 감 으 로 무 장 하 고 일 을 하 고 있 었 다 .

응급처치실 한쪽에서

찢어진 부위를 봉합하고 있는 외과의사들,

수액 주사를 놓는 간호사들.

정말 1분 1초가 너무 짧게 느껴진

긴박한 순간이었다.

2~3시간동안 정신없이

우리 응급실 의료진은 200명 가량의

응급 환자를 처치했다.

오늘 얼마나 바쁘게 움직이고 뛰었는지

근무시간이 끝나고 나니

내 양말이 축축 해 져 있었다.

이렇게 숨 가쁘게 열정을 쏟아 부은

응급실 간호사로서의 발령 첫날이 지났다.

나의 머리와 나의 손으로 나의 소명감으로 무장하여 환자를

꼭

살리고

싶다.

에·세·이 # 05

한 할아버지 한 분이 응급실에 실려 오셨다.

응급실에 도착 당시 의식이 없었으며

바이탈사인은 안정적이셨다.

모니터를 달고, 수액 처치를 하고...

처방된 처치들이 빠르게 이루어졌다.

그렇게 열심히 치료 후

장장 1시간 후에 환자분이 깨어 나셨다.

휴… 다행이다.

"환자분 일어 나셨어요? 여기 어딘지 아시겠어요? 정신이 좀 드세요?"

"알아요. 여기 병원이네. 나를 누가 여기로 데려 왔어요?"

환자분이 의료진을 향해 하시는 말씀이,

"나 죽으려고 농약 한 병을 마셨는데 나를 왜 살렸어요?

그냥 죽게 내버려두지……"

다짜고짜 화를 내신다.

아무리 힘드셔도

다음부터는 극단의 선택을 하지 마시라고,

손을 잡고 달래 드리고,

얼마동안 응급실 침상에서 안정을 취한 후

보호자분과 함께 응급실 문 밖을 나가신다.

"간호사 님!

고

마

워

요."

누구하나 소중하지 않은 사람은 없듯이 사람의 생명은 참 고귀하다.

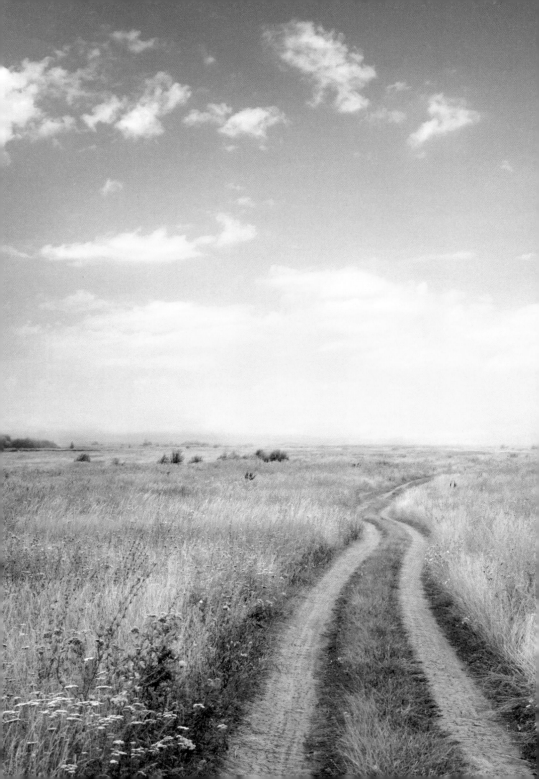

에·세·이 # 06

신선한 가을바람이 살랑살랑 대는

이브닝 근무 퇴근길이다.

오늘 따라 병동에 새로 입원한

신환자분들과 퇴원환자분들이 많아서

바쁜 하루였지만.

그 속에서 간호사로서의 역할을 소화 해 낼 수 있어서

감사하지 아니한가……

가을 밤바람이 노래하듯이

살랑살랑 거리는 바람을 맞으며

걷는 기분이 참 묘하게 .... 좋   다.

에·세·이 # 07

폐암 3기로 엊그제 5차 항암 치료를 마친 XXX님.
더 이상의 항암치료를 중단하고 싶다고 하신다.
왜 그러신지 이야기를 들어봤다.

그동안에 치료비를 여기저기 꿔서 매꿨지만,
돈이 없어서 치료를 못하겠다고 하시는 XXX님에게
도움을 드리고 싶어
원내 사회복지실에 사정을 말한 후
도움을 줄 수 있는 자원들을 찾아보기로 했다.

적극적인 도움을 찾아보겠다고 하시는
사회복지사 님께 감사했다.

좋은 결과로 인해
희망의 끈을 잡고

치료를 받으시길 간절한 마음이 든다.

누군가의 소중한 가족이실 텐데,

병상에서 어여 회복하여

사랑하는 가족들의 품으로 가시길 기도합니다.

환자분 힘내세요!

에·세·이 # 08

나에게는 '전설의 노트'라는 별명이 있다.

병원에 입사 한 신입간호사부터

다른 파트에서 발령 받아

우리 파트로 발령을 받아 온 경력간호사들까지

모두가 예외 없이

우리 파트에서 주로 사용하는

의학용어부터 약물들, 질환명, 검사명까지

노트에 꼼꼼하게 정리를 해서 검사를 맡게 한다.

노트 검사를 맡는 날이면

긴장감이 가득한 얼굴로 노트를 들고 나를 찾아온다.

꼼꼼히 노트 점검을 하여

코멘트를 하나하나 써서 다시 돌려준다.

노트 정리를 통해 어떤 공부를 해야 하는지?

다들 방향성을 찾고, 공부도 일도

다들 열심히 하는 모습이

선배간호사로서 참 예뻐 보인다.

노트검사가 끝난 수개월 후

업무에 익숙해져 베테랑간호사가 되거나

퇴사 할 때 다들 다시 나를 찾아 하는 말이 있다.

"고 • 맙 • 습 • 니 • 다."

"처음에는 노트 정리를 해야 하는 것에 부담감이 매우 컸지만,

지나고 나니 그 노트가 본인에게는 큰 지식의 자산이 되었다"며

자신만의 소중한 보물이 되어

자신의 노트는 평생 고이 간직 할 것이다.

노트 정리를 하라고 해 주셔서

너무 감사하다는 말을 자주 듣곤 했다.

노트 정리를 통해서 어떤 공부를 하던 간에

꼼꼼하고 깔끔하게 정리를 하는 습관이 배이게 되었다고 한다.

나야 말로 잘 따라와서

후배간호사들이 기특하고, 고맙다.

때로는 실수를 하거나 잘못을 했을 때에는

비록, 엄하게 혼내기로 유명한 호랑이 같은 선배이지만,

미워서 혼내는 것이 아니라

그만큼 하나라도

더 가르쳐 주고 싶고,

더 알려 주고 싶은

큰 관심과 애정과

사랑하는 마음이라는 걸

꼭 알아주길 바래본다.

토닥토닥 :)

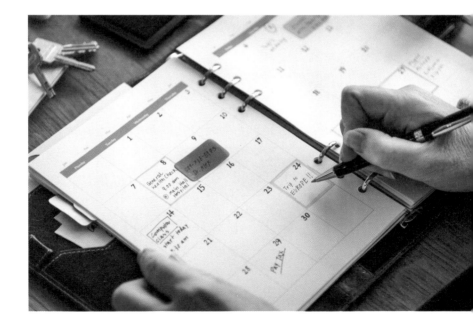

에·세·이 # 09

이동식 산소마스크를 낀 채

병동 복도에서

갑작스럽게 호흡 곤란을 호소하시는

환자분을 즉각 발견.

환자분에게 처방된 응급 약물을

정맥혈관을 통해

10cc의 용량의 주사제를

천천히 주입하자마자

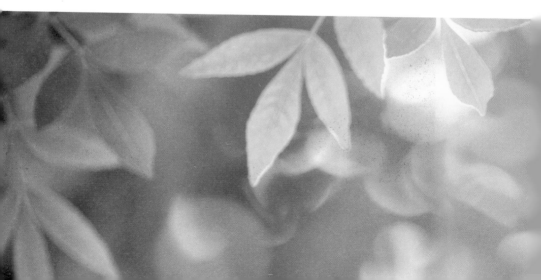

환자분의 호흡이

조금씩 안정적으로 돌아왔다.

 다행이다.

한 차례 폭풍 같은 처치가 끝난 뒤

간호사 스테이션으로 오는 복도를 지나면서

창문 너머로 스쳐 보이는

따 스 한 햇 살 이 오 늘 따 라 참 따 뜻 하 게 느 껴 진 다 .

호흡이 있음에 그리고,

환자분들에게 꼭 필요한 내가 있음에

감사한 하루다.

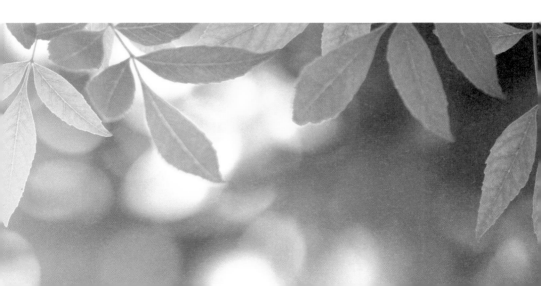

에·세·이 #10

내 시계는 똑딱똑딱 20시 30분을 가리킨다.

퇴근하는 사람들로 붐빈 지하철을 탔다.

어떤 사람들은 퇴근을 하고 집으로 가는 길이겠지만,

나는 지금 나이트 근무하러 가는 출근길이다.

(간혹, 나 나이트 갔다 올게라고 하면 어떤 분들은 나이트클럽에 놀러

가느냐? 면서 정말 나이트클럽에 가는 줄로 간혹 착각하는 분도

있다. 실상은 밤샘 야간 근무하러 출근하는 건데… 또는 나이트 근무

퇴근길에 나 지금 나이트 갔다가 가는 거야. 이렇게 얘기하면 밤새

나이트에서 놀다가 퇴근하는 사람으로 취급하는 해프닝도 가끔 있다.)

어제도 나이트 근무를 했고,

오늘은 이번 주의 마지막 나이트 근무이다.

출근을 하는 몸은 매우 고단하고 피곤하지만(사실, 자고 싶지만),

출근을 해서 내가 담당해야 하는 입원 환자분들 떠올리며

(하루 사이에 컨디션이 많이 나아지셨기를

마음속으로 바래보기도 하고,

증상이 안 좋아지신 분들은 안 계시기를….

오늘밤에 무사히 업무를 수행 할 수 있도록 속으로 바래본다.)

나는 우리 환자분들에게 그리고,

우리병원에서 꼭 필요한 간호사다. 라고 다짐하며

가벼운 걸음으로 병원으로 향했다.

이브닝번 간호사에게 인계를 듣고, 각 병실마다 라운딩을 하면서

환자 한분 한분의 상태를 자세히 관찰하고, 파악했다.

환자분들이 밤새 내내 편안한 환경에서 통증에서 벗어나

수면을 잘 취하실 수 있도록 통증을 사정하면,

정말 꼼꼼하게 하나하나 체크를 했다.

하나하나 그냥 넘어가지 못하는 성격이라서

완벽히 확인을 하고 넘어가야 한다.

혹여나 실수를 할까 봐 작은 것조차 그냥 넘어가질 못하고

완벽하게 확인하는 습관 때문에

남들보다 일하는 시간이 더 걸리긴 했지만,

매사에 완벽하게 파악하고, 확인하고,

체크를 해야 직성에 풀린다.

다음 날 근무번인 데이번 간호사들과

이브닝번 간호사들이

업무를 편하게 할 수 있도록

꼼꼼하게 필요한 물품들을 준비해 놓으면서 일을 했다.

얼마전에 심장 수술을 받고 입원한 xxx님의 병실로 들어갔다.

활력증후는 매우 안정적이었던 그는

수술의 통증으로 말을 하기도 많이 힘들어 했지만,

괜찮아 지고 있다는 의사 표현을 하신다며

나의 손을 잡고 고개를 끄덕거리셨다.

모니터에서 정상적인 리듬(심장박동수, 산소포화도, 맥박수)이

확인되고 있지만, 청진기로 환자분의 심장소리를 확인을 했다.

환자분이 불편한 호소 사항 없이 편안하고

안정적인 컨디션을 유지하고 계심을 직접 확인 하니

순간 너무 감사했었고,

빨리 나을 거니 힘을 내시라는 말을 전했다.

환자분은 말씀하시기가 어려워

악수로 의사표현을 하셨다.

환자분의 손과 나의 손바닥에 따뜻한 전율의 온기가 통했던지

환자분의 손이 참 따뜻했었다.

병실에서 나오는 순간 마음이 참 따뜻했다.

오늘밤에도 환자분들에게 아무 일없이

편하게 잘 주무시기를 바래본다.

에·세·이 #11

언제나 병원의 일상은 바쁘다.

하지만, 오늘따라 유난히 바빴었다.

이쪽저쪽 사방팔방에서 열이 뜨기 시작했고,

몸이 불편하신 xxx님은 간호사 호출기인 콜벨을 수시로 누르셨고,

I/O(섭취량과 배설량을 체크)해야 하는 분들

각종 주사처치에 다리가 터져 나갈듯이 아프기도 했다.

(때로는 어디라도 도망가고 싶은 심정이지만…)

너무 바빠도 미소를 잃지 않으려고 노력했고,

내가 담당한 환자분들에게 최선을 다해 간호를 했다.

간호사임에 행복하다고 주문을 외워본다.

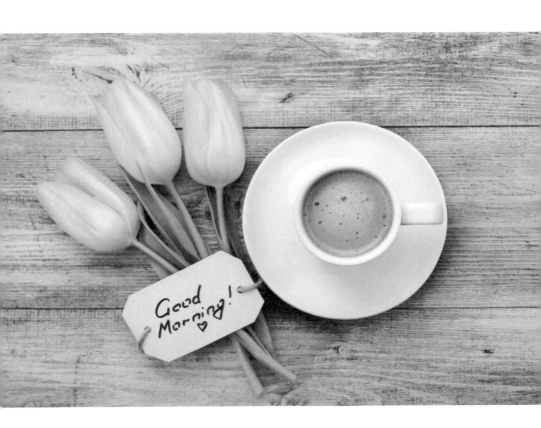

에·세·이 #12

"선생님,

치료를 받아도 안 낫는데, 저 아무래도 평생 불구로 사는 건 아닌지?

너무 걱정이 되서 한숨도 못 잤어요.

창문을 바라보고 있으면 내가 살아서 뭐하나? 나는 그냥 죽어야지.

내가 돈을 벌지 않으면 우리 식구들은 밥을 못 먹게 되는데,

가장으로서 너무 죄책감도 들고 가족들한테 너무 미안해서

죽고 싶은 마음까지 들었어요."

극단의 선택은 안 된다.라면서 희망적인 메시지를 전하고

환자분의 눈을 마주하며

그 얘기들을 충분히 경청 해드리고,

공감을 형성 하는 것뿐,

해 줄 수 있는 것이라곤

처방 된 정규 약물 처치들뿐이었다.

병마와 싸우느라 얼마나 힘드실까?

좌절 속에 계신 환자분의 입장이 되어 생각을 해 보았다.

환자분의 정신적인 상처,

육체적인 상처들을 다 헤아릴 수는 없지만,

내가 간호사이기에 할 수 있는 일이라고 생각한다.

환자분의 가까이에서 사랑의 관심으로 함께하고 있다며

따뜻한 나의 마음을

고스란히 환자분의 마음에 전해드리고 싶었다.

간호라는 것은

'머리'와 '따뜻한 마음'으로 하는 것임을

나 또한, 위대한 일을 하고 있는 사람이라고

마음에 새겨 보았다.

에·세·이 # 13

대한민국 국민이 공포에 떨었었던

메 · 르 · 스 사태.

2015년 5월 20일 68세의 남성 메르스 확진 환자(1호)가

국내 최초의 감염 환자로 메르스 확진 판정으로 시작된

중동 호흡기 감염은

매우 무서운 급속도로 전국으로 퍼져 나갔다.

온 국민들이 공포에 떨어야만 했었던 메르스…

메르스 양성 환자가 다녀간 곳은 폐쇄를 하고

막아도 막아도 끝이 보이지 않고

양성확진 환자는 점점 늘어만 가고,

메르스 양성 확진 환자를 돌봤던 의료진들 마저 감염되고,

메르스 환자를 돌보는 간호사들은

끝까지 환자의 생명을 지켜야 한다는

굳은 마음 하나로

체력이 고갈 되어도 끝까지 버텨내야만 했다.

메르스 환자를 간호하는 간호사의 자녀들은

학교도 보내지 말라며 질타도 당했었고,

또한 집에 가서 가족들에게 감염이라도 전파 할까 봐

병원에서만 지냈었던 간호사들도 있었는데,

당시 이것들로 간호사들은 상처도 많이 입었다.

손 씻기와 체온측정,

마스크 착용을 당부하고

병원 입원실에 면회가 금지 되어있다. 라고

병원입구에서 협조해 달라고 안내를 하면

협조를 잘 해 주셨던 분이 계셨던 반면에

비협조적으로 간호사들을 비난하면서

"내가 면회를 한다고 여기에 메르스 옮기겠냐?

나는 메르스 환자도 아닌데 왜 면회가 안 되느냐?

지금 열이 안 나니깐 면회를 시켜 달라"하면서

고함을 지르고 간호사들에게 상처를 주신 분들을

나는 잊을 수가 없다.

최전선에서 끝까지 싸워

내 환자는 내가 지키겠다는 비장했던 각오.

내 환자를 간호하다가

내가 감염이 되도 나는 무서울 것이 없다.

내 환자는 내가 지켜낼 것이라는

각오로 이겨냈다.

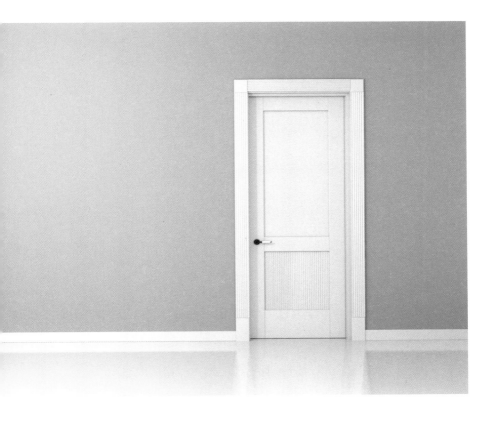

에·세·이 # 14

감사하게도 농촌 의료봉사의 기회가 주어져
다녀오게 되었다.

우리 의료팀이 온다는 소식을 듣고
수많은 인원의 어르신들이 진료를 받기 위해
우리 곁에 모여들기 시작했고,
나는 진료를 받으러 오신 분들에게 순서대로
문진과 바이탈사인(혈압, 맥박, 호흡, 체온),
혈당체크를 하였다.

행복비타민 이라는 나만의 애칭처럼,
온 세상을 행복으로 전염시키고자 하는 열망으로
나의 손길이 필요한 곳곳에
재능을 나눌 수 있음에 감사했다.

차를 타고 1시간 반을 가야 시내인데,

아픈 몸을 이끌고 차가 없이는

시내까지 가기에 너무 힘들어서,

아파도 참아야만 한다고 말씀하시는

할머니들의 눈시울이 뜨거워졌다.

아픈 곳을 명탐정처럼 치료 해 주고

약도 받아서 행복하다고 하시며

고맙다고

빨갛게 탐스러운 토마토와

삶은 감자와 고구마를

큰 광주리에 가득 담아 오셨다.

사랑은 나누고 채우는 것인 것 같다.

퍼즐 조각처럼 짜인 일상생활 가운데

늘 바쁘지만

봉사의 삶을 살고 싶다.

에·세·이 #15

생사의 갈림길에 놓여진

1분 1초 긴박한 순간에도

생명을 살리고,

우리 몸의 구석구석 간호사의 손길로

사랑의 기적을 만들어요.

매일 전쟁터 같은 일터지만

24시간 동안 환자분 곁에서 지켜 드릴게요.

당신의 아픔을 나의 아픔처럼

간호사로서의 사명을 다하며

생명을 소중히 다루는 간호는

이 세상에서 제일 고귀한 일이라 생각해요.

순간순간마다 그들의 아픔을 함께해요.

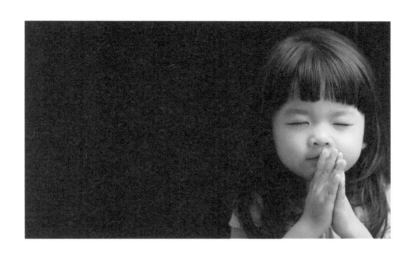

때로는 죽음이라는 게 우리 옆에 있지만,

나는 당신의 손을 끝까지 놓질 않을 거예요.

우리는 언제나

당신의 건강을 위하여 기도할게요.

당신의 안녕을 위하여 기도할게요.

당신의 행복을 위하여 기도할게요.

당신의 건강을 위하여

언제나 당신과 꼭 함께 할게요.

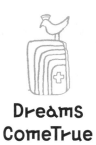

Dreams
ComeTrue